LA PALABRA EN PSIQUIATRÍA

¿Todavía eficaz?

Fernando Vicente Gómez

Prólogos de
Fernando Colina y Jean Oury

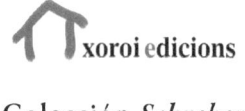

xoroi edicions

Colección *Schreber*

Créditos

Título original:
La parole en psychiatrie. Encore efficace?

© Fernando Vicente Gómez, 2016
© del Prólogo a la edición española: Fernando Colina, 2016
© del Prólogo a la edición francesa: Jean Oury, 2016
© De esta edición: Pensódromo 21 / Red ediciones S.L., 2016

Traducción: Fernando Vicente Gómez
Corrección: Margarita Damián y Francesc Garreta

Diseño de cubierta: Pensódromo

Esta obra se publica bajo el sello de Xoroi Edicions
(www.lacasadelaparaula.com) y en el marco de la
Comunidad de Editores (www.comunidadeditores.com)

Editor: Henry Odell
e–mail: henry@pensodromo.com

ISBN rústica: 978-1533008954
ISBN ebook: 978-84-945522-0-5

Índice

Sin el trabajo minucioso y en la sombra de mi compañera Carole Lepagnot y de Yorgui Vicente, este libro hubiera tenido dificultad para ver el día.

Gracias.

A mis hijos Alexis y Yorgui

Prólogo a la edición española

Acerca de *La palabra en psiquiatría*

Se ha afirmado con ironía que —llegados al momento de su retiro— los psiquiatras de siglos pasados ofrecían sistemáticamente una nueva clasificación de la locura. Por contra, los que alcanzan la veteranía en el presente prefieren dar cuenta de sus herramientas de trabajo y, sobre todo, de su experiencia clínica.

Fernando Vicente no es una excepción. Este libro es un caudal de reflexiones que resume la experiencia del autor. Y en su reflexión, la palabra, además de presentarse como el principal recurso para gobernarse en sociedad, es también el mejor alimento que podemos ofrecer al psicótico. Esta es la tesis principal de nuestro psicoanalista. Algunos lo encontrarán obvio, pero la palabra es un bien fugitivo que se nos escapa de continuo. Hablar es difícil, pese a su aparente sencillez, dejar hablar es aún más complejo y hacer hablar a quien tiene dificultad para hacerlo puede llegar a ser una tarea en el límite de lo posible.

No obstante, basta mencionar el concepto *palabra* para cortar por la mitad la psiquiatría. Se sostiene que desde que Sigmund Freud propuso que el delirio no era tanto un déficit como un intento autocurativo, la psiquiatría quedó dividida en dos: una, científica o biomédica, que reniega de esa posibilidad y apunta al cerebro como único escenario causal y terapéutico, y otra, más decidida y arriesgada, más arrojada al hombre y a la vida, que señala directamente al sujeto. Ahora bien, si la interpretación del delirio es la piedra de toque que distingue una psiquiatría de otra, la palabra aporta, incluso, una mayor capacidad diferenciadora que la propia concepción del síntoma. A la postre, una corriente de la disciplina se subordina a la imagen y a la localización neuronal, y otra, más simbólica y retórica, prohíja la palabra como vástago interpretativo y curador.

Huelga decir de qué lado se inclina nuestro tardío autor. Su vocación se resume en el empeño de poner la palabra en movimiento, y todo este libro, con sus mil glosas, divagaciones y laberintos, no es más que una rendición de cuentas de sus amores por la palabra y de los desamores circunstanciales del loco con el discurso. El concepto de «cronicidad viva», que refleja gráficamente su apuesta por devolver al psicótico a la acción y el deseo, es el epítome perfecto para la misión —o mejor, pasión— de dotar al loco de un espacio donde pueda salir de sí mismo, de su pendiente de inhibición y retraimiento, para devolverle al ágora y a la realidad.

Ahora bien, la elección del espacio de la clínica es también muy importante a la hora de trabajar. Elegir el lugar desde el que se intenta operar el milagro de vitalizar al psicótico es tan trascendente como elegir las palabras que se van a usar. Y en esta elección Fernando Vicente es categórico. Así como su palabra es psicoanalítica, su alojamiento es institucional. Ambas decisiones, y debemos anticiparlo, encontrarán resistencias en nuestro país, pues chocan contra la comunidad psiquiátrica nacional, que le someterá a un peligroso fuego cruzado. Por una parte, tropezará con una vehemencia antipsicoanalítica que no se conoce en Francia. No porque allí no haya un movimiento —en ocasiones ferviente y demagógico— contrario al psicoanálisis, sino porque este en ningún caso se sostiene tanto en la ignorancia y el prejuicio como sucede aquí. Hoy, para mencionar a Freud en nuestro ambiente profesional, hay que justificarse previamente, y por recomendar «también» la lectura de *Duelo y melancolía*, a quien esté interesado en los problemas de la tristeza y la depresión, se corre el riesgo de ser excomulgado de los principales círculos de opinión. A lo que hay que añadir que los propios psicoanalistas no han acertado, en general, a conquistar un nicho en las instituciones, salvo en algún círculo catalán o algún otro lugar de excepción. A veces, con su lenguaje y actitud, han creado más distancia de la que parecía lógico encontrar.

Por otro lado, nuestra reforma psiquiátrica puso como objetivo el desmantelamiento de los hospitales psiquiátricos, dado que por su sordidez y regresión no admitían ningún lavado de cara. Por ello y por la falta de tradición que no sea la eliminación del espacio institucional y el retorno a la comunidad, la psicoterapia institucional es despreciada por los sectores más progresistas y es ignorada por los conservadores. En general, los lugares de internamiento se valoran mejor cuanto más breves sean estos, y su modelo de funcionamiento es casi al cien por cien biomédico y conductual, donde tienen poca cabida, desafortunadamente, los problemas que plantea Fernando Vicente en torno a la transmisión, la transferencia, la supervisión o el club social. Aquí, o hay hospitales privados mastodónticos, con grandes espacios oscuros, o se opta por el tratamiento del psicótico en la comunidad, lo que revierte en el papel cada vez más relevante de los servicios sociales, en cuyo ámbito lo sanitario o es testimonial o se limita a la prescripción del correspondiente psicofármaco.

Recordemos, en este orden de cosas, que la antipsiquiatría se puede entender como un modelo crítico, esto es, una voz intempestiva que forma parte de la psiquiatría misma, o como un movimiento contra la disciplina. Si nos fijamos en la segunda propuesta, sólo presente en alguna voz radical que ha servido para desautorizar ideológicamente todo el movimiento, resulta que es la psiquiatría oficial la más antipsiquiátrica en la actualidad, pues nos encamina hacia la desaparición de la profesión o a su conversión en algo ridículo. Existe un movimiento paradójico y radicalmente irracional en el seno mismo de la psiquiatría biomédica, pues de puro simplificar nuestra tarea la va dejando asténica y menguada hasta la extenuación. Sus defensores a ultranza la están reduciendo a nada. Por un lado, se empeñan en defender la causalidad cerebral de todos los padecimientos, pero curiosamente, dan pruebas de que sólo les importan mientras su causa, aun siendo cerebral, es desconocida, pues en cuanto se conoce trasladan los pacientes a otro especialista. Júzguese al respecto lo sucedido con las demencias o la epilepsia. Cabe sospechar que, si algún día se cumpliera la utopía de conocer la causa biológica de las psicosis, probablemente la psiquiatría se desentendería de su tratamiento.

Algo está sucediendo ya en este sentido, si juzgamos por la inclinación creciente a ceder a los servicios sociales la carga de cuidar a los enfermos más graves, en las tareas de rehabilitación, actividad y acompañamiento, reservándose tan sólo para los médicos la prescripción mecánica dirigida a unos psicóticos a los que apenas conocen, ni tienen posibilidad de hacerlo, ni lo quieren.

Los servicios sociales se están mostrando más solventes que los sanitarios a la hora de mejorar el trato y el sostén de los enfermos. Quizá por el simple motivo de que se acercan a los enfermos en referencia a sus necesidades y no a sus diagnósticos. Atienden mejor a las angustias, defensas y recursos psicológicos de los pacientes que los sanitarios atrapados en los modelos biológicos o cognitivo-conductuales hoy al uso. El papel de los sanitarios se reduce cada vez más a abortar la crisis, a diagnosticar, a prescribir y a derivar. No se cuestionan sobre la locura y no les gusta acompañar a los enfermos y tomarse un café con ellos. No lo ven correcto o no están preparados para ello, con lo cual se pierde su necesaria y proverbial enseñanza. No olvidemos que son los locos quienes saben sobre la locura y no nosotros, así que hay que escucharlos a diario y tomar nota de su sabiduría.

Está simplificación ridícula de nuestra actividad tiene también su reflejo ante los pacientes menos graves. Cada vez es más frecuente que se nos exija un número creciente de esas intervenciones llamadas hipócritamente «resolutivas», consistentes en conseguir no volver a citar al paciente. O se nos propone enfocar nuestra misión en torno a la llamada «indicación de no tratamiento», tratando de convencer al enfermo, de forma no hiriente, que ha hecho mal en acudir a la consulta. En vez de mejorar la derivación mediante otros procedimientos técnicos, se nos emplea simplemente en corregirla. Trabajamos simplemente para subsanar la iatrogenia que hemos creado.

En este clima decadente se está educando —deformando— a las nuevas generaciones. Por eso el texto de Fernando Vicente es tan oportuno. Porque al margen de su modelo y del lugar privilegiado de aplicación, los elementos clínicos que destaca, las actitudes que enseña, el respeto a los derechos de los enfermos, su forma de promover la actividad, así como el discurso sobre la locura que fomenta en el loco y el loquero, son un reconstituyente inigualable para los esforzados alienistas. Vuelvan por lo tanto de nuevo a nosotros los *ouryes* y los *tosquelles*. Necesitamos de ellos y de su reflexión.

Cualquier dispositivo que acoge el cuidado del psicótico está amenazado de cronicidad, aunque este sea un simple piso tutelado o se atienda al enfermo en su propia casa. Siempre hay un elemento de cronicidad en la psicosis que tiende a contagiarse y un efecto de división que se transmite como tentación a cualquier equipo tratante. Para prevenir y modificar esos problemas, la psicoterapia institucional que Fernando Vicente nos propone posee una sustancia clínica imprescindible. La apertura interior de las instituciones, y no importa el tamaño de estas, puede ser más importante que el exterior. Hay pisos protegidos y minirresidencias que crean climas manicomiales.

No hay tiempo que perder en la reforma continua que supone conseguir la «cronicidad viva», pero tampoco nos tenemos que precipitar. Nuestro autor cita con gusto una frase de Tosquelles que posee un oculto arrojo: «Una de las más absurdas demandas sociales de nuestra época, en lo que a psiquiatría se refiere, es la de querer y pretender curar con prisas».

Vayamos con calma.

Fernando Colina

Prólogo a la edición francesa

Juego de citas

Fernando Vicente... ¿Invitación a un viaje? Puede ser. Pero, ¡con qué crueldad! A lo largo de treinta páginas nos invita a una exposición mundial, textos-síntomas de nuestras reflexiones, decisiones administrativo-financieras, trampas y engaños de todo tipo, centradas, eso sí, sobre la organización del mundo psiquiátrico.

Tengo la impresión, leyendo estas líneas, de llegar al «antipurgatorio» de Dante, pero a un antipurgatorio degradado, degenerado. ¿De Belacqua está harto? Y será adormecido por asco, habiendo perdido toda noción de orientación, toda noción temporal. Deslizamiento hacia una lógica gerencial que da vergüenza a todo aquel que quiera ver. Pero, en efecto, así es la realidad, la realidad de este mundo con todos sus esclavos.

Entonces, ¿qué hacer? Aunque rememoremos a Machado, «se hace camino al andar» y lo que él llama «estelas en el mar». Pero dicha estela está llena de alquitrán. Y en cuanto al «duende», del que habla García Lorca, y que Fernando tiene la delicadeza de recordarnos, en esos medios de negocios el duende está medio ciego.

Poco después nos vamos encontrando. Desde luego no en un oasis pero sí en un país que exige «al día, día, y a la noche, noche» (Jacques Prévert), una forma de ser, una forma de encontrar y una forma de «estar con», que exige salir de una cierta inocencia que, sin darnos cuenta, nos puede llevar a hundirnos en esta especie de simplismo histórico-mundial.

Leed los títulos de los capítulos, son prometedores: inconsciente, las reuniones, la transferencia, una cronicidad viva, etc.

Nos encontramos con Tosquelles y Lacan, entre otros, pero sin ninguna pretensión. Yo te agradezco, Fernando, grabarnos el día a día con multireflexiones, este pragmatismo de buena calidad y este respeto tan precioso de conceptos más operativos: el inconsciente, los fantasmas, la transferencia, etcétera, y esos recuerdos tan sensibles, a propósito de Tosquelles, que tanto me recuerda a Reus, con él, uno al lado del otro, en la acera, como don Quijote y Sancho Panza. Me decía Tosquelles con frecuencia lo que Fernando transcribe tan acertadamente:

> Se aprende con los pies, —solía decir— andando al lado del otro se hace siempre uno su propio camino con sus propios pies y dejando sus propias huellas.

Más tarde se podrá leer a través del polvo que haya quedado en nuestros pies, las huellas que han quedado como recuerdo de encuentros diversos. Evidentemente, hablo de Reus, del Instituto Pere Mata, donde cada año nos encontrábamos durante la Semana Santa.

Éramos muchos los que participábamos, en esos días densos de trabajo, en talleres, grupos de trabajo, sesiones plenarias. Primero, estas jornadas tenían lugar en la casa de la cultura, monumental «Centro de lectura», en el sentido de Ramon Llull, y más tarde en el Palacio de Congresos.

Cada año se me pedía que interviniera en la sesión plenaria. Nos habíamos dado cuenta, Fernando como traductor, y yo, que pese a que hablaba sólo durante dos minutos, Tosquelles, en su traducción muy original, lo hacía al menos por espacio de cinco minutos. Yo le preguntaba a Fernando si la lengua española era tan «particular» que había que utilizar más palabras que en francés. Y entonces Tosquelles, que escuchaba, me respondía:

No; en absoluto; es que al traducir, aprovecho y les explico lo que les dices a todos.

¡Sin duda ponía siempre en buen aprieto a Fernando que debía traducirnos en ambas lenguas!

Reus era para nosotros un lugar de encuentro y de intercambios con Delion, Torrubia, Viader, Tosquelles, etc. Algún día deberíamos, Fernando y algunos otros, extendernos sobre ello. Pero ahora no es el momento. Podíamos evocar aquellas sesiones tumultuosas donde ya se veía con claridad el choque de dos sistemas: por una parte el de una psiquiatría concreta, «institucional», si se quiere, y por otra, las infiltraciones tecnocrático-comerciales de las que hablaba antes.

He aquí algunas reflexiones entresacadas del texto de Fernando que me parece que nos sensibilizan sobre lo que está en juego en un serio trabajo institucional-psiquiátrico:

¿Descubrimiento o redescubrimiento? Sin haber tenido el tiempo de saberlo, desaparece de nuevo, pero para repetirse sin parar, instaurando así la dimensión estructural de la pérdida.

Y esta otra frase,

> Esta tarea será posible sólo a condición —como nos recuerda oportunamente Lacan—, de «que estemos habitados por la pasión de la ignorancia» para permitir que el otro pueda seguir diciendo «cualquier cosa», sin el freno que nuestro saber podría suponer.

Voy a continuar subrayando con mucho gusto algunas frases escogidas al azar, sencillamente para familiarizarles con el «estilo» inseparable del tejido de este trabajo permanente, que no puede mezclarse en absoluto con las obsesiones contables de una «burocracia galopante»:

> La fisura, el hueco, lo no terminado existe y está en nosotros, pero no como signo o síntoma de una hemorragia mórbida, sino más bien como pequeña ventana a través de la cual, una pequeña luz nos pueda acercar más hacia lo humano, es decir, hacia la locura siempre presente en cada uno de nosotros.

Y esta simple frase, muy próxima a las elaboraciones de Charles Sanders Peirce sobre el «pragmatismo» y de los comentarios de Michel Balat a propósito de la «función escriba»:

> Las huellas necesitan tiempo, a veces un tiempo distinto para cada uno, «un tiempo a-temporal», para que puedan salir a la superficie.

Y esta otra frase de Nicolas de Staël:

> Para conocer a alguien, lo mejor es seguir los caminos por donde pasó, que los caminos de sus pensamientos.

Es absurdo querer medir los resultados, estos son estructuralmente multidimensionales. El criterio único del resultado no existe; tenemos que utilizar una evaluación multicriterios. Y aún añado: el respeto a la presencia de una palabra nada tiene que ver con la rehabilitación.

Es un poco absurdo seguir con este procedimiento, con tantas citas; es un poco aburrido. Ya lo verán ustedes mismos. Pero no puedo resistir la tentación de continuar un poco más con este juego de «citas». Quizás para poder subrayar mejor algunos puntos de apoyo, como cuando se escala una montaña o un monumento (algo que yo jamás he intentado hacer).

Por eso mismo, unas líneas más:

> Siempre es más fácil tener una bandera detrás de la cual nos podemos refugiar y esconder (tales como psicoanalista, psicoterapia institucional, etcétera) que ponerse en contacto con el otro, con los otros, con todos los riesgos de descubrir así nuestros propios límites y nuestras propias miserias.

También esta frase, que surge como recortada por un cortafrío:

> Al querer curarles como único e imposible objetivo, corremos el riesgo, de forma defensiva, de privarles de una posible cronicidad viva, dejándoles en una sedimentación alienante y mortífera.

Y no puedo resistirme a subrayar esta cita de Giacometti:

> La aventura, la gran aventura, consiste en ver aparecer cualquier detalle desconocido en el mismo rostro que

miramos cada día; esta impresión es más grande que todos los viajes que podamos hacer alrededor del mundo.

O esta otra, surrealista, concreta, en la que

En los momentos de gran sensibilidad y emoción ante las atrocidades, se nos sugiere que congelemos los fantasmas de toda la población para custodiarlos y preservarlos del calor, fríamente, para vigilarlos continuamente evitando toda conducta y acto violento contra uno mismo o contra otros.

Para meditar, esta reflexión, en relación a la mujer de Lot:

No quiso hacer un análisis, quería llevar a cuestas el pasado, se creía capaz pero se quedó congelada para siempre mirando hacia atrás y sin comprender nada.

También esta meditación concreta:

Considero que la desaparición de la paciente de nuestro campo virtual y de nuestra preocupación fue la consecuencia lógica de una desaparición anterior, desaparición de nuestro discurso sobre ella. Había desaparecido mucho antes de su muerte en las palabras que sobre ella estuvieron ausentes entre nosotros.

Y a propósito del «terreno» o campo de trabajo:

Debemos trabajar el terreno sin descanso, es parte de nuestra función y formamos parte esencial y estructural del mismo.

He aquí un desarrollo importante sobre la noción del concepto de la demanda:

Hay demandas que se visten de fiesta, otras deambulan por la calle con signos de miseria tanto social como psíquica y otras, creyendo que simplemente con los trajes de su síntoma nos dicen todo, sin nada más que expresar que su malestar.

No terminaría nunca de citar expresiones que me han marcado por su precisión, pero me atrevo con una más:

La convivencia de pacientes con patologías diversas es favorecida por nosotros, por los efectos que dicha diferencia y heterogeneidad pueden tener sobre ellos, aunque la dinámica de la reunión y otras actividades comunes encuentren dificultades para ello.

Y para animarnos:

...el trabajo que debemos hacer sobre nosotros mismos es infinito.

Podemos seguir haciendo hincapié en una u otra frase... es como una especie de compulsión para pediros que leáis esto, que es importante por lo que aporta a la comprensión de este texto. Cediendo así a una especie de compulsión obsesiva: mira esto y aquello, mira aquí, etc.

He aquí, a pesar de todo, otra pequeña frase muy importante:

No hay vida en el bosque sin una larga historia que permita que los elementos múltiples que crecen en el suelo den la posibilidad a múltiples nacimientos.

Ya ven que me es difícil parar con las citas que extraigo

de cualquier parte del libro. Pero tendré que hacerlo aunque, para ello, cite otra frase:

> Una transmisión nunca puede ser ni darse bajo una imposición.

Y otra más:

> Hay que saber, poder y querer deshacerse de «su saber».

Espero que con tantas citas no les haya hecho más pesada la lectura del conjunto; cada uno puede encontrar itinerarios y caminos personales de lectura, abriendo así un terreno de su propia experiencia, pero quiero hacer hincapié en que lo que especifica este terreno de trabajo es que no es cuestión de lo dicho, ni de la palabra, sino específicamente «del decir» y de lo que Lacan llama «lalangue». Es de esta lógica concreta, existencial, de lo que aquí se trata.

¿Difícil?

¡La existencia es tan compleja!

Jean Oury

Introducción a la lectura

Quisiera advertir a los lectores cuál ha sido mi intención para decidirme a escribir este libro. Ante todo, escribir sobre las múltiples huellas que he dejado en mi camino a través de los medios psiquiátricos y psicoanalíticos. He querido hacer una pausa para «dejarme decir» a través de dichas huellas.

Quisiera, pues, que estas líneas me ayuden a escuchar mis decires de otra forma.

No tengo ninguna intención de que mis huellas dejen huella en los demás.

Las huellas que dejan nuestros pies a lo largo de nuestro recorrido están ahí, para ser «leídas» por nosotros mismos, aunque no podemos evitar que nuestras huellas, hechas de decires y caminos diversos, puedan, a su vez, despertar significantes en otros lectores.

Los significantes, como sabemos, pueden hacer cualquier cosa. No están ahí para seguir nuestras intenciones en lo que concierne a la transmisión.

No es fácil que todo saber se transmita y, menos aún, el que concierne a la clínica psiquiátrica, a no ser que aceptemos ese saber que consiste en construir continuamente caminos recorridos y puentes diversos. Ese saber que podrá así facilitar el encuentro, los intercambios e incluso transferencias que podrían facilitar, a su vez, la aparición de nuevos materiales que podrían dar origen a otro saber sobre el sujeto.

Que el lector, al leer estas líneas, abandone toda posición pasiva y de espera hacia el saber del otro.

Yo no quiero transmitir lo que no tengo.

En nuestra profesión no existe el seguro a todo riesgo. Ni para evitar ni para resolver toda la problemática que rodea la locura humana.

Quiero hablar de las huellas que mi experiencia ha dejado en mí, con todas las dificultades y complejidades que están ligadas estructuralmente a lo que concierne y rodea al ser humano y su locura.

Quisiera también, al mismo tiempo, interrogarme y que nos interroguemos si, a pesar de la situación social y la crisis que padecemos actualmente, otra terapéutica que no sea sólo la que se ocupa de una rentabilidad y seguridad inmediata es posible en las instituciones psiquiátricas, y si el sujeto enfermo puede aún tener un cierto poder sobre su sufrimiento y sobre sus síntomas, a través de su propio lenguaje y de su propia palabra.

Así lo creo, y espero que este pequeño rayo de luz pueda filtrarse en el texto que presento.

I. Los síntomas

En psiquiatría, mucho más que en cualquier otra disciplina, tenemos que estar siempre muy alertas. Francesc Tosquelles nos recuerda continuamente los riesgos que existen a causa de la permeabilidad permanente que existe entre lo social y lo patológico; ideologías diversas empujan a los profesionales hacia funciones a veces muy alejadas de lo que debiera de ser nuestra ética con los enfermos.

Dicha consigna es todavía de gran actualidad. Desde mediados del siglo XX ha habido «verdades científicas» de las que no se podía dudar, que nos concernían directamente y que han marcado los desarrollos centrados en dos aspectos muy importantes de nuestra sociedad:

- En primer lugar de la «genética» y de las consecuencias de considerar los aspectos hereditarios del ser humano como evidencias científicas y, más allá, sobre su plausible determinismo en nuestra existencia.
- En segundo lugar, de otras ciencias «científicamente evidentes» como son la economía y las finanzas. Bien es verdad que, *a priori*, debería ser fácil medir

la materia existente con sus múltiples conexiones en nuestro organismo, y aún más fácil poder contar lo materialmente cuantificable.

El sujeto loco, como soporte de un discurso que molesta, es y ha sido siempre alejado y prácticamente escondido para proteger y salvaguardar la seguridad que en apariencia nos dan hoy el determinismo y la genética. Con frecuencia en la historia y más aún en la actualidad, la ciencia económica viene a decirnos con insistencia que delante de una tarea tan inútil por sus resultados como es ocuparse de la locura, lo mejor sería economizar en medios terapéuticos utilizables para otros fines. Reorganicemos y reorientemos de forma distinta las terapéuticas costosas en medios humanos, encerrando a los enfermos peligrosos con muros —o con muros modernos como es la medicación— para que no pongan en peligro la seguridad paradisíaca de la sociedad «normal», y propongamos una buena rehabilitación y reeducación «para todos los demás».

En referencia a esta cuestión, el último estudio de la Inspection Générale des Affaires Sociales (IGAS) nos señala el camino, proponiéndonos una formación costosa y además ineficaz.

Una formación mucho más específica para que se pueda aprender, prevenir y gestionar las situaciones de agresividad, y para ello más entrenamiento físico para mejor controlar posibles agresiones. Esta es la orientación que deberíamos seguir para permanecer siempre en el buen camino.

Es evidente que si consideramos la locura sólo desde el ángulo del comportamiento, la mejor y única terapéutica posible y deseable es el conductismo.

Nuestra visión de la locura humana y de la significación de sus síntomas no es la misma, como me gustaría demostrar a lo largo de estas líneas.

Tenemos que atrevernos a poner nuestro saber en tela de juicio de forma constante para no confundir el saber clínico con el saber interesado. Este último no tiene interés en conocer el origen ni el porqué de los síntomas, tanto a nivel individual como colectivo. Ciertamente, no hay síntomas sin cuerpo. Y si ya es difícil acercarnos a nosotros mismos para hacer posible que nuestros propios «síntomas hablen», ¿qué decir «del cuerpo social y de sus síntomas»?

Es difícil no querer saber nada de los síntomas de la familia si queremos ocuparnos de uno de sus miembros.

Es difícil también no querer saber nada de los síntomas sociales que nos rodean si queremos comprender los síntomas y el estado de salud del cuerpo profesional y de las instituciones en las cuales trabajamos.

Si nuestro propio cuerpo intenta (y consigue con frecuencia) decirnos algo de su sufrimiento por vías inesperadas y complejas, el cuerpo social —como cuerpo disociado que es— no puede hablar con una sola voz. Sus miembros, sus tejidos y órganos diversos viven enfrentados y, con frecuencia, con objetivos e intereses muy diversos.

Estas afirmaciones no son la consecuencia de una profunda reflexión metafísica o psicoanalítica sino que son propias de quien se interese por nuestro cuerpo social, entendido este en un sentido muy amplio, diverso y complejo en su comprensión, y aceptando esta complejidad como la primera y más importante de sus características.

En el lado opuesto a esta complejidad, observada tanto a nuestro alrededor como en el interior de cada uno, encontramos aquellos que predican la unicidad simplista de nuestra existencia con los corolarios de la verdad y certeza de todos los elementos que la tocan y componen.

Hay pensamientos pseudocientíficos (característicos de algunas religiones) que nos ofrecen respuestas seguras y tranquilizadoras. Hay otros posicionamientos ante la complejidad de la existencia que nos enseñan a hacernos preguntas, aun sabiendo que no tienen respuesta.

En este sentido, fue interesante escuchar la intervención de un sociólogo que asistía a una conferencia de Edgar Morin que trataba sobre la ética y las ciencias de la vida y que, dirigiéndose al conferenciante, decía:

> Después de muchos años de trabajo y reflexión, tanto la ética como la complejidad de lo viviente de la cual usted nos habla, nos desvían de la verdad; todo es mucho más simple, todo es biológico y contra eso no podemos hacer nada a pesar de lo que usted nos diga.

En este universo de certezas, donde abundan más los iluminados que los científicos que buscan verdades, permitidme que haga un pequeño rodeo por el mundo y el cuerpo social actual, para sacar a luz algunas «certezas» con las cuales hemos vivido y convivido desde hace algunos años.

Neurociencia

Ya que todo es biológico y que la genética nos marca definitivamente mucho antes de nuestro nacimiento, ¿para qué nos vamos a calentar la cabeza—salvo si queremos volvernos locos— con nuestros propios pacientes?

Al menos, en el lenguaje religioso, la predestinación deja siempre un margen de suerte a cada uno de los creyentes para poder ganar el cielo, puesto que el destino no está desde el inicio en los genes. Hay que trabajar mucho para percibir algunos signos de éxito en esta vida y con ello de nuestra predestinación, sin que, sin embargo, jamás estemos seguros de ella.

Felizmente, algunos otros científicos que se ocupan de nuestro cuerpo social y sus síntomas, ¡por una vez están más seguros, incluso, que la religión!

Hace ya unos 60 años, después de haber esclarecido la naturaleza química del ADN, se creía haber encontrado el soporte de la genética que explicaría el sistema hereditario donde todo estaba ahí desde el inicio. La molécula originaria del ser vivo tenía una estructura claramente establecida y con ello nos iba a informar sobre el origen, desarrollo y fin de nuestra existencia. Pero,

...empezamos a darnos cuenta de que existe en la mecánica del viviente una complejidad superior, una plasticidad y una dinámica multidimensional que probablemente no habían previsto aquellos que concibieron el proyecto de las secuencias de los genomas.[1]

Negándose a toda forma de reduccionismo, los responsables de estos trabajos ponen el acento en que:

Son, en realidad, las interacciones entre esas características genéticas y el entorno, las que hacen que la enfermedad pueda o no manifestarse.[2]

Es el objeto de la *epigenética*, ciencia que estudia y que tiene como objeto la relación y sus consecuencias entre la genética que hemos heredado y el medio en el que vivimos.

La epigenética intenta explicarnos las consecuencias y los lazos que existen entre la forma de vida de cada uno de nosotros y nuestros genes. La biología se nos presenta

---

1. Artículo que apareció en el diario *Le Monde* sobre los avances de la biología y biotecnologías, septiembre de 2008.
2. Richard J. Haier, especialista en neurología en la Universidad de California, entrevista que apareció en *El País* el 22/10/2008 en la pág. 38.

pues, a partir de ahora, mucho más compleja de lo que pensábamos hace unos años, pues se creía entonces que numerosas patologías se desencadenaban por un mal funcionamiento de un solo gen. Hoy sabemos, que nada de eso es cierto. Para Richard J. Haier:

> En el siglo XXI ya no hablamos de una base genética o de la influencia del medio en que vivimos. Los genes se desencadenan y se separan a lo largo de toda nuestra existencia. Los mecanismos son ciertamente muy complejos y estamos seguros que en la actualidad los genes hablan, en estrecha relación y dependencia con su medio.

Al margen de algunas enfermedades típica y claramente hereditarias, en las que un solo gen está implicado y que son muy raras, las enfermedades humanas más corrientes tienen un componente genético muy complejo, a lo que se añade la influencia del medio ambiente en el que vivimos.

Además, cada uno de los genes susceptibles de intervenir en una enfermedad, dirige la fabricación, no sólo de una proteína, sino de muchas. Y cada una de estas proteínas no tiene una, sino diversas funciones. Si a esto añadimos que una enfermedad resulta del efecto combinado de ciertas proteínas, se puede comprender que es pura ilusión querer encontrar un único principio activo de cura.

Daniel Cohen, profesor de genética, afirma:

> De 100 medicamentos que logran pasar la etapa de los ensayos que se hacen sobre el hombre, solamente tres se pondrán en el mercado. Los demás aparecerán como tóxicos o ineficaces.

Podemos afirmar, por tanto, que no sólo somos lo que está

escrito en nuestros genes sino, sobre todo, lo que hagamos con ellos.

Podemos introducir cambios en nuestro genoma y, lo que es aún más extraño e importante, podemos transmitir dichos cambios a nuestros descendientes.

Manuel Esteller, director de epigenética del Centro Nacional de Investigaciones Oncológicas, afirma:

Tenemos que luchar contra el determinismo genético. El genoma nos da la posibilidad de una orientación en nuestra existencia pero, sobre todo, será nuestra forma de vivir la que marcara dicha orientación; la herencia genética no es una fatalidad. Nos es posible modificarla.

Creo recordar que se pensaba que el cambio en nuestro ADN era el resultado del azar, como así lo proclamaba Darwin. En su época, su autoridad hacía imposible que se le pudiera criticar.

Sin embargo, en esa misma época, Jean-Baptiste Lamarck (1744-1824) ya hablaba de la posibilidad de una adaptación a nuestro entorno y de los cambios en nuestros genes como consecuencia de dicha adaptación.

Hoy podemos comprobar, gracias a las investigaciones de la epigenética, lo cierto y fundado de sus afirmaciones.

Evidentemente, y así lo deseamos, la ciencia progresa y continuará haciéndolo. Pero por el momento podemos constatar, a través de lo que nos dicen los especialistas en neurociencias, que los organismos vivos no se dejan cuantificar con facilidad.

En la realidad todos somos mutantes, llevamos con nosotros muchos cambios, pero la biología es sabia y sabe cómo desviarlos. La vida es muy tolerante; no es determinista. Es por esto mismo por lo que, para desvelar y descubrir la llave genética de nuestro organismo, no es suficiente manipular los elementos que tenemos; es preciso, sobre todo, saber interpretar bien dichos elementos.[3]

En efecto, hay que saber cómo tratar los elementos que poseemos. Un médico psiquiatra afirmaba, en un artículo en referencia al suicidio:

> La gran diferencia entre hombres y mujeres con tentativas de suicidio es debida a factores genéticos y biológicos. La testosterona ha hecho de los hombres históricamente cazadores y sujetos mucho más impulsivos que las mujeres...

Sin embargo, un poco más lejos, en el mismo artículo, añadía que la excepción a dicha regla la podemos encontrar en China:

> ...donde las mujeres se suicidan el doble que los hombres debido, en parte, a su papel en la sociedad de su país.

Dejo libertad al lector para reflexionar sobre una de las conclusiones que podríamos sacar de la lectura de dicho artículo: en Europa las mujeres no tienen un papel ni lugar específico en la sociedad y en China los hombres al parecer ¡carecen de testosterona!

Aquí tenemos un ejemplo banal de cómo, dependiendo de la utilización e interpretación que demos a los datos que poseemos, podemos llegar a conclusiones completamente diferentes y opuestas. A este método lo llamamos, sin ningún rubor, método científico, que nos conduce a conclusiones objetivas y científicamente probadas.

En el mismo artículo, otro médico, especialista en

---

3. Ivo G. Gut, director del Centro Nacional de Análisis Genómico, entrevista publicada en *El País* del 12/04/2011.

medicina legal y que había participado en un estudio sobre la bioquímica en las patologías del cerebro, nos dice que:

...habiendo seguido a centenares de pacientes (...) la causa principal que lleva al suicidio es la depresión, la soledad y la falta de comunicación en la cual se encuentran sumergidas miles de personas.

No hay que ocultar ni negar la complejidad de los seres humanos con falsas certezas. La complejidad hay que dejarla abierta para que siga interrogándonos. Menos mal que podemos pensar que algo puede cambiar en la historia del hombre, sin certezas que paralicen dichos cambios.

Actualmente, la corriente de neuropsicoanálisis se cuestiona sobre las dos vertientes del hombre para intentar encontrar huellas comunes a través de caminos diferentes que, durante muchos años, creíamos que eran caminos opuestos.

La existencia de procesos psíquicos inconscientes es un tema de interés e investigación común para las neurociencias y el psicoanálisis. Sin embargo, tenemos que admitir que el diálogo entre ambas disciplinas ha sido, con frecuencia, difícil y delicado.

¿Cuáles han sido las razones? Ciertamente, el marco de referencia y los conceptos y lenguaje propios de cada disciplina son diferentes, y las dos disciplinas tienen historias divergentes y difíciles de conciliar, pero constituyen y forman también su propia especificidad.

Sin embargo, Pierre Magistretti y François Ansermet en su libro *Neurociencias y psicoanálisis*[4] (cuya lectura recomiendo ya que me parece de gran interés) declaran que:

---

4. *Neurosciences et psychanalyse*, Collectif sous la direction de Pierre Magistretti et François Ansermet, Paris, Éditions Odile Jacob, 2010.

Las neurociencias y el psicoanálisis comparten la cuestión incontrolable de la aparición y emergencia de la singularidad.

A lo largo de dicha publicación, que recoge los trabajos y conferencias de un coloquio que tuvo lugar en 2008, se habla de huellas y de plasticidad neuronal como puntos de intersección entre neurología y psicoanálisis. Se trata, como el mismo término indica, de conocer un poco mejor el mecanismo de la plasticidad neuronal por una parte, y los procesos inconscientes por otra. Si para un gran número de neurólogos la plasticidad neuronal es un hecho científicamente probado, también parece evidente que todo el medio ambiente que rodea la vida neuronal debe dejar huellas en nuestro tejido genético.

Pero, ¿cómo se forman dichas huellas y cuáles son sus destinos?

De cualquier modo:

> Todo esto participa en la emergencia de la singularidad, a la creación de lo único, y al devenir impredecible del sujeto (...) Neurociencias y psicoanálisis se encuentran así, pues, de forma imprevista, alrededor de la discontinuidad que permite la puesta en acto del sujeto, la aparición de su respuesta en ese espacio de imprevisibilidad que le ofrece el viviente.[5]

La plasticidad y la discontinuidad hacen eco de lo que Freud ya comentaba al hablar de huellas mnémicas en el inconsciente, haciendo así de cada uno un sujeto único, como testimonia el sujeto del inconsciente.

La experiencia pues, deja una «huella» única en cada uno de nosotros, haciéndonos, de ese modo, únicos y singulares.

---

5. *Ibídem*, pág. 12.

Economía y finanzas

En lo que concierne a la economía constatamos, en las numerosas manifestaciones y revueltas populares, con qué agudeza intelectual los especialistas del mundo entero vieron con anticipación esta corriente de libertad después de tantos años de sometimiento al mundo occidental.

Una esclavitud, dicho sea de paso, que nosotros —¡mundo occidental civilizado!— habíamos contribuido a mantener y continuamos haciéndolo para mejor guardar y proteger nuestros propios intereses.

Ha sido necesario que personas con cierta experiencia del sufrimiento y avanzada edad, como Stéphane Hessel, nos señalen evidencias que no queríamos ver a pesar de su cegadora presencia.[6]

En España, los «indignados» se sublevaron y se manifestaron en las plazas públicas para expresar el descontento creciente, en especia de los jóvenes. Movimiento popular que, aparentemente, ha sorprendido a partidos políticos y expertos, tanto en España como fuera de ella.

Pero, ¿por qué esta sorpresa y asombro?

Este asombro actual me lleva a recordar el acto terrorista de 2001 que tuvo como objetivo las Torres Gemelas de Nueva York. Estos dos acontecimientos de naturaleza y con efectos radicalmente diferentes, han producido un efecto sorpresa, sobre todo en el mundo occidental. Sin embargo, a lo largo de toda nuestra historia contemporánea, el odio de los pueblos oprimidos ha estado y está presente como un volcán a punto de explotar en cualquier momento. Pero debido a otros intereses ni lo hemos querido ver ni lo hemos querido saber.

---

6. Stéphane Hessel, *¡Indignaos!*, Barcelona, Destino, 2011.

Hoy nos encontramos igual que ayer, sin saber muy bien, o sin querer saber, el origen de la llamada desestabilización del mundo occidental por los diversos movimientos yihadistas. Los elementos trágicos consecuencia del atentado de Nueva York y las numerosas manifestaciones de malestar profundo que se han dado en España y en otros lugares, se han preparado con una gran actividad silenciosa, aunque los sistemas políticos y el cuerpo social en su conjunto no hayan querido ver ni su llegada ni los motivos de dicho odio acumulado y sumergido.

La crisis que estamos sufriendo en la actualidad, ¿creemos que ha aparecido por casualidad?

Muchos de los que se manifiestan, y no sólo ellos, no lo creen así y lanzan una mirada reprobadora hacia las clases dirigentes, sean estas políticas, económicas o financieras. Una crisis más de la que todo el mundo habla, pero de la que nadie quiere sentirse responsable. En estos casos, ¿cómo encontrar posibles soluciones si nadie acepta los síntomas que muestra nuestro cuerpo social? Y, ¿cómo encontrar, en consecuencia, el tratamiento adecuado?

La palabra crisis, desde un punto de vista estrictamente etimológico, significa crítica. Y podríamos añadir que, precisamente, la ausencia de crítica, genera, en parte, la crisis.

Agustín García Calvo, profesor emérito de la Universidad de Madrid, en una entrevista que apareció en *El País* el 5/06/2011, nos prevenía que no cayéramos en la tentación fácil, pensando que sólo algunos personajes irresponsables eran los culpables de esta crisis, como si se nos quisiera ocultar que, más allá de algunos personajes más o menos conocidos y más o menos responsables, no hubiera todo un sistema sólido que se hace eterno, renovándose continuamente para seguir en el mismo lugar de poder.

No habrá milagro alguno si no queremos atacar las estructuras mismas del sistema que lo produce. Y lo constatamos fácilmente a través de las consecuencias y efectos de la crisis en el mundo financiero y del poder, y en la clase pobre de la sociedad. El poder ya se dio prisa para encontrar dinero —dinero que todo el mundo decía que no había— para salvar a los primeros y, como siempre, con argumentos escandalosos, abandonar a los ingenuos que confiaban en el mismo sistema que les destruía.

Ya hace tiempo —las encuestas lo confirman—, que la política, con su sistema partidista, ignora cada vez más a los ciudadanos y, en particular, a los más frágiles de nuestra sociedad.

La disminución o supresión de ayudas a los más desfavorecidos nos lo demuestra hoy. Y ¡cómo no recordar de paso la alegría del partido en el poder actualmente en España, cuando comprobaron su unidad ante la votación sobre la ley del aborto, como si lo más importante fuese salvar la unidad de su partido frente a los demás, y no el objeto de la misma ley, que trataba del papel y del sufrimiento de la mujer en un tema social tan importante y que le concernía directamente!

Una vez más la crisis se origina, en parte, en el poder prácticamente ilimitado y sin control que la clase política ha cedido al mundo financiero.

Es verdad que nos dicen que hacen todo lo que pueden para mejorar la situación, pero añaden que las soluciones en las que piensan, si las pusieran en práctica podrían agravar aún más la situación.

Pero, los que proponen remedios, ¿no son los mismos que originan la enfermedad? Y lo peor es que dicha tendencia no tiene límites. Las desigualdades se han multiplicado gracias a la crisis, las soluciones para ayudar a los más desfavorecidos ni llegan ni llegarán, pero sí, en cambio, la disminución, cada vez más evidente, de los derechos adquiridos por los más frágiles de nuestro tejido social.

En Finlandia se hablaba de poner en marcha dos tipos distintos de carné de identidad, uno para los verdaderos finlandeses y otro para «los falsos mezclados», como los llaman ellos; y no se han oído demasiadas voces en Europa para desmentir, criticar, o denunciar tales ideas segregadoras. En periodos de crisis el peligro siempre proviene de los otros y, con frecuencia, casi siempre de los más frágiles y de todo lo extranjero, que creemos pone en peligro nuestra propia identidad. Como estamos constatando, los partidos de extrema derecha en todo el continente europeo saben sacar beneficios.

El control sobre las víctimas de la crisis debe ser mayor y más efectivo para evitar que puedan sublevarse. Es extraordinario constatar cómo en la actualidad se apunta la corrupción de quienes no declaran su trabajo o intentan falsear sus papeles de paro como causa del empeoramiento de nuestro sistema económico, pero nada se hace para sanear el país, que sigue estando en manos de una minoría sobre cuyas finanzas —y lugares donde estas fructifican—, decimos continuamente que poco se puede hacer. Seguimos sin denunciar a los autores que tanto tuvieron que ver con una crisis no tan inesperada como algunos quieren hacernos creer. Seguimos sin límite, descubriendo la impunidad de quienes, incluso en plena crisis y con el dinero de los ciudadanos, siguen utilizando sin rubor privilegios que ellos mismos se han adjudicado. como se evidencia hoy en el escándalo de las tarjetas negras y su utilización por quienes imponían recortes drásticos a los pobres, ¡para seguir gastando sin rubor lo que estos ahorraban!

¿Quiénes somos, dónde estamos, hacia dónde vamos?

En mi opinión, no hay que ir muy lejos para buscar el éxito que ha tenido el libro de Stéphane Hessel ¡*Indignaos!*, sino más bien plantearnos la cuestión del por qué dicho éxito.

Por lo que estamos viendo y constatando, aunque parezca

mentira, siempre son los mismos —incluyendo, claro está, entre los más frágiles, los enfermos mentales— los que siguen pagando para que todo el sistema siga igual. Asistimos, sin que haya reacción alguna, que representantes de grandes poderes, como pueden ser los bancos centrales y el FMI, sigan aconsejando y ordenando a los gobiernos de los países que más padecen los efectos de la crisis, que se sigan apretando el cinturón ¡a quienes ya casi ni cinturón tienen!

¿Qué podemos entender y comprender de todo esto?

Los dictadores, sin sus armas y ejércitos, son patéticos, como lo serían los financieros sin el poder que les hemos dado sobre nosotros mismos. ¡Y parece ser que, en parte, nuestro miedo y nuestra falta de confianza en los que nos gobiernan han sido la causa, al menos, de la agravación de la crisis!

He aquí la objetividad sobre la cual se apoya la economía para convertirse en científicamente objetiva. ¡No tenemos que dudar! Tenemos que ser fieles al sistema para evitar nuevas crisis y para que los que representan y tienen el poder, aunque se equivoquen, puedan seguir enriqueciéndose.

Pero para que estas líneas no aparezcan sólo como un mitin fácil y con afirmaciones gratuitas por mi parte, aquí traigo algunas reflexiones de personalidades especializadas en estos temas.

Mark F. Mulhern, director financiero de Progress Energy, nos dice, en referencia a un simple error informático:

> Continúo sin saber ni comprender qué originó la venta que más tarde llevaría hacia una catástrofe en tan poco tiempo. ¿Por qué esa falta de confianza en los mismos valores objetivos de un minuto a otro? Es extremadamente preocupante y desconcertante que un error o una operación informática como esta, pueda conducirnos hacía consecuencias tan graves.[7]

7. Graham Bowley, "The Flash Crash, in Miniature", *The New York Times*, 08/11/2010, reproducido en El País del 25/11/2010.

Andrew W. Lo, director del Laboratorio de Ingeniería de Finanzas del Massachusetts Institute of Technology, nos dice en la misma publicación:

> Estoy muy preocupado por la gran inestabilidad constante que introducen las nuevas tecnologías en el mercado. Los mercados de ventas variables en los Estados Unidos se han convertido en el *far west*.

A pesar de las numerosas críticas que hemos oído debido a la crisis y a su origen, se nos sigue pidiendo que seamos realistas y eficaces sin que perdamos el tiempo con ideas y valores que no cotizan en ninguna plaza bursátil del mundo.

Para mejor orientarnos con respecto a la crisis y sus consecuencias, debemos llamar a esta nueva economía «economía virtual» y, de esa manera, diferenciarla de la economía real.

Si lo he entendido bien, desde hace algunos decenios, se nos ha paseado por el mundo virtual para dejar en libertad a quienes se debían ocupar de nuestra realidad.

Esta política de *chacun pour soi* (que cada uno mire su propio interés), donde la sacrosanta libertad nos lleva a constatar, continuamente, cómo los más fuertes y con más medios pueden seguir pisando los derechos de los más frágiles, nos lleva, de forma crónica y repetitiva, a una locura estructurada en el funcionamiento normal de nuestra sociedad.

En cuanto a lo que nos concierne, no estoy seguro que, como profesionales en salud mental, hayamos manifestado de forma clara y rotunda nuestra oposición a tales prácticas y valores.

Más bien, a menudo, hemos remado en la misma dirección de los que predicaban una práctica de «realismo eficaz» para ocuparnos mejor de nuestros pacientes.

La gran fuerza del sistema neoliberal ha sido, sobre todo, la lucha iniciada y ganada en el terreno de las ideas. Ha empezado por convencer y lo ha conseguido, incluso a las víctimas del sistema, haciendo creer que los beneficios, al final, serían mejores que los resultados que se obtendrían con una política más justa e igualitaria.

Las ideas básicas y estructurales propuestas en sus argumentos han ganado y han conseguido convencer a todas las clases sociales —como si fuera de sentido común— que nos conducirían a un mundo mejor. Su sistema aparece como pura evidencia para poder mejorar la calidad de vida de toda la humanidad.

El Roto, conocido humorista y dibujante, nos decía:

> ¡Os bajaremos los sueldos, os quitaremos derechos, nos llevaremos la pasta, y además nos votaréis.[8]

La libertad del intercambio comercial a nivel planetario debe conducirnos, de forma lógica, hacia una privatización de servicios (que ahora llamaremos externalización de servicios para no asustar). Prestaciones del servicio público, como son la educación, la salud, los servicios sociales..., para mejor servir a los ciudadanos.

¡El libre mercado distribuirá riquezas, disminuirá el paro y hará desaparecer la miseria! No necesitamos ni estados ni leyes que nos gobiernen. Con la total libertad financiera, el capitalismo moderno se ocupará de todos nosotros para aumentar nuestro bienestar.

Pero, las guerras que aumentan en el mundo entero, los descontentos varios a nivel social y la burbuja financiera que ha estado en el origen de la crisis que padecemos, nos revelan y demuestran su ineficacia para garantizar un desarrollo que se mantenga sin aumentar una injusticia que cada vez es más escandalosa.

---

8. *El País*, 12/04/2011.

Todo nos aparece un poco más claro si tomamos conciencia de la función ideológica, disfrazada con un barniz científico, de las teorías que sostienen el neoliberalismo. El Estado debe estar al servicio del capital privado, y los bienes públicos, para que estén mejor gestionados, deben ser privatizados. Todo debe pasar por las leyes del mercado, incluso la producción total del conocimiento y de la educación. El estado debe garantizar que la gestión privada pueda funcionar por encima de todo.

Pero hemos constatado, y aún lo podemos seguir viendo, qué es lo que podemos obtener con dicha política cuando los organismos internacionales, como son el Banco Mundial y el FMI, se han puesto también al servicio del capital. En 1998-99 apareció un estudio sobre el conocimiento para el desarrollo. Dicho estudio ponía el acento sobre el sentido de la cooperación con el sector privado, principalmente en los temas de formación y telecomunicaciones.

Múltiples privatizaciones, el desmantelamiento de toda investigación pública y mucha más mercantilización sobre todo en educación y salud, eran de esperar.

En mi opinión —comenta Joseph Stiglitz, profesor en la Universidad de Columbia, economista del Banco Mundial y premio Nobel de Economía en 2001— en cuanto a los informes oficiales del Banco Mundial, lo que descalifican dichos informes no es únicamente la ausencia de una base científica ni sus incoherencias lógicas, sino, sobre todo, la función ideológica y los proyectos antisociales que sus metodologías y conclusiones alimentan, al servicio del capital mundial.

La disminución del gasto público en todo lo que concierne a lo social, ¡también aconsejado por los

organismos públicos!, como son el Banco Mundial y el
FMI, forma parte de las políticas públicas neoliberales, con
las consecuencias que todos ya conocemos.

El mismo autor añade:

> Los beneficios de los más ricos han aumentado de forma
> espectacular en todos los países como resultado de la
> intervención del Estado.

En Estados Unidos, el Estado no ha reducido la pobreza.
Es más, su política ha favorecido a las clases ya más
favorecidas haciendo que el 1% de dicha clase social a nivel
mundial reciba el 57% de beneficios mundiales.

De esta forma, todo se convierte en pura mercancía, la
venta de uno mismo se extiende a todos los aspectos de
la vida, todo se mide en moneda.[9]

Pero si, por casualidad —ojalá que no ocurra—, el mismo
escenario de crisis se volviera a presentar, se nos volvería
a pedir que intentásemos comprender los juegos a los que
juegan los jugadores del equipo del capitalismo y que el
exceso puede ocurrir, cuando, en realidad, son consecuencias
lógicas de la ideología que lo sostiene y alimenta.

Así, los diversos gobiernos y organismos internacionales
ya citados, con los economistas más prestigiosos a su lado
que nada vieron venir, cambiarán de chaqueta sin ningún
rubor y nos pedirán de nuevo más sacrificios para salvarnos.

Pero, ¿qué es de todos aquellos, empujados o no, la mayor
parte de ellos con pocos recursos, que se han endeudado o
arruinado para que su industria funcione, y se encuentran
sin trabajo, sin medio alguno para sobrevivir?

Ni siquiera hay inmoralidad, sólo hay robo y engaño
inocente, ¡no hay responsables!

---

9. *L'inmateriel*, André Gorz, París, Éditions Galilée, 2003, pág. 27.

Si la política y sus representantes no consiguen un poco de autonomía con respecto a los mercados financieros, y si la sociedad, a pesar de la situación en la que una vez más se encuentra, no es capaz de demostrar su indignación ante tales acciones, no habrá límite alguno para la economía especulativa, ni para la volatilidad financiera, ni para las diferencias abismales que cada vez más vemos en nuestra vida social.

No es el camino que aparentemente estamos tomando. Y aquí dejo un pequeño ejemplo para aclarar algunas dudas. Cuando apareció esta información fue para algunos como una bomba, aunque no con muchas consecuencias.

En diciembre del año 2009, Antonio María Costa, director general de la oficina de Naciones Unidas en Viena y jefe de la Oficina de las Naciones Unidas contra la Droga y el Delito desde 2002, concedió una entrevista que hizo mucho ruido. Dicha entrevista apareció en el periódico británico *The Observer*. He aquí su mensaje:

> En el momento más agudo de la crisis financiera del 2008, el dinero de actividades criminales, principalmente el que provenía del tráfico de estupefacientes, salvó a muchos bancos que estaban con el agua al cuello por falta de liquidez.

Según dice el señor Costa:

> ...352.000 millones de dólares que provenían de beneficios del mundo de la droga han integrado así el sistema legal, porque, en un momento de pánico, era con frecuencia el único inversor posible con capitales líquidos.

Dicho de otra forma, el crimen organizado hizo una oferta a los bancos que estos no pudieron rechazar.

Acorralado por mil preguntas de la prensa, el señor

Costa nunca quiso identificar ni a los bancos ni a los países que se beneficiaron de esta inmoral propuesta.

Lo más fuerte fue que dijo que dichas informaciones las tenía de los servicios de información y de los magistrados especializados en la lucha contra el crimen a quienes habían llamado la atención las transferencias tan enormes a lo largo del año 2008.

Transferencias que, más tarde, encuentran rastro en Gran Bretaña, Suiza, Italia y Estados Unidos, según cuenta el mismo periódico antes citado.

Este lenguaje insólito, viniendo de un alto diplomático de la ONU, levanta un enorme interés mediático. Economista formado en Moscú y en la Universidad de Berkeley, este diplomático no tenía la reputación de ser un señor con tendencias delirantes.

Sabemos pues, con claridad, de lo que somos capaces para salvar la humanidad y, paralelamente, de qué somos capaces también, para hundir aún más a los más desfavorecidos en su miseria.

¿Querremos leer el mensaje de lo que nos está ocurriendo y estamos viviendo?

No es nada evidente. El camino que una vez más retoma nuestra sociedad, nos muestra que el síntoma representa sólo un acto de unos pocos, y que el cuerpo social no quiere ver a su miembro enfermo. Volvamos, lo más rápidamente posible a poner el cuerpo en marcha con una pequeña rehabilitación, breve, rápida y eficaz. La crisis, ¿un síntoma social? ¿De qué síntoma estamos hablando?

Sin reconocer la enfermedad ni sentirnos enfermos es imposible pedir y administrar un posible tratamiento.

El economista francés François Chenais, a propósito de lo que estamos comentando, decía:

Mucho antes del choque de 2007-2008, a los economistas liberales y jefes de empresa les inquietaba que los abusos y desvíos del mundo financiero no terminaran por dañar la máquina capitalista. Sabias sociedades mezclaban una gran finura en el diagnóstico y un desastre en proponer remedios; hay que hacer que todo cambie para que todo siga igual.[10]

Y el sociólogo Alain Touraine añade:

El capitalismo financiero acumula las riquezas y no produce nada, a no ser burbujas sucesivas que terminarán por dar origen al derrumbe financiero y a una enorme crisis social. Hay que crear movimientos que luchen y se opongan a todas las lógicas económicas en nombre del sujeto humano, de sus derechos y de las leyes que hay que respetar. No es la producción la que enriquece sino la especulación sin fin.

Uno de los fenómenos más sorprendentes que vivimos en nuestra época es el silencio de las víctimas. En este mundo, el ser humano se ha vuelto incapaz de ser lo que querría ser y de defender sus derechos fundamentales. Los neoliberales nos han querido hacer creer que las leyes de la economía se nos imponían a todos y son, precisamente, los defensores de dicho determinismo económico los que aparecen como los principales responsables de una crisis que, en gran medida han organizado y desarrollado. ¿Cómo se entiende tanto silencio? Y añade «...hace falta menos integración y más compromiso».

¿Será porque en el individualismo que vivimos tenemos miedo de perder lo poco que nos queda?

Hace algunos años, durante la administración del presidente Clinton en Estados Unidos, se había amenazado

---

10. *Le Monde Diplomatique*, N° 102, pág. 87.

a algunos países, entre ellos Tailandia, Guatemala, etc., con dejar de conceder algunos privilegios comerciales si dichos países continuaban practicando la esclavitud del trabajo con niños.

El periódico *Financial Times,* que en aquel momento dio la información, protestó en una editorial del mismo número contra este insolente freno a las reglas del librecomercio. Y *Le Monde Diplomatique,* el periódico de las élites económicas de Occidente, en el artículo titulado «Le krach du libéralisme», firmado por Serge Halimi,[11] nos explicaba que:

> Las leyes contra el trabajo de los niños corren el riesgo de dejar morir de hambre a estos pobres indefensos.

En la misma línea de una justicia social equiparable, en referencia a una denuncia del estado de Nevada contra el Bank of America, leía los comentarios de Paul Richman:

> El dinero que se exige a los bancos para modificar las hipotecas, según el *Wall Street Journal,* sería una extorsión. Y los banqueros alertan que cualquier medida contra los bancos pondría en serio peligro la recuperación económica mundial.

Como vemos, los ricos tienen otros derechos: cuando desobedecen la ley, los denunciados son los representantes del Estado.

En los días y semanas próximas —dice Paul Krugman, Premio Nobel de Economía en 2008— veremos a políticos probanqueros denunciar el acuerdo propuesto para

---

11. *Le Monde Diplomatique,* Nº 102, 01/2009, pág. 24.

mejorar las hipotecas, afirmando que ellos defienden el principio de igualdad. Pero lo que realmente defienden es un sistema en el cual el pueblo debe respetar siempre la ley, pero los bancos y mundo de las finanzas pueden engañar y robar sin consecuencias.

Ante los peligros anunciados de nuestra muerte como consecuencia del hambre y la miseria, ¿tenemos que continuar estando solamente de cuerpo presente o deberíamos atrevernos a mirar y escuchar una crisis como algo que tiene que ver con nuestro cuerpo social y, por lo tanto, forma parte de nuestro síntoma?

Los síntomas aparecen y están ahí para ser escuchados. En nosotros está si queremos prestarles atención.

Urgencia, crisis, síntoma

A pesar de los tiempos presentes y más que nunca a causa de ello, estamos de acuerdo en acercarnos al lenguaje de los síntomas y escuchar de forma adecuada sus mensajes.

Tanto delante del síntoma que presenta el cuerpo social, como del síntoma de nuestro propio cuerpo, tenemos tendencia a defendernos y no querer saber nada de sus mensajes, intentando hacer de ellos un objeto que nos conformamos con enseñar y mostrar al otro, al profesional, un objeto de la ciencia, y a convertir, si podemos, dicho síntoma en urgencia.

Y si constatamos, también con mucha frecuencia, la repetición de lo que podríamos llamar «urgencias crónicas», es porque hay una acogida favorable a esta conversión del síntoma como discurso del cuerpo y que su autor cambia en urgencia. Urgencia que se presentará como acto, acto que necesita y obtiene con demasiada facilidad una respuesta como solución a su queja.

Respecto a esto, es curioso y significativo el título del libro de Gilles Finchelstein, *La dictature de l'urgence* [Dictadura de la urgencia] (publicado en la editorial Fayard) donde, efectivamente, en la urgencia, siempre se llama al otro para que venga a socorrernos. Es y aparece siempre urgente que nos ocupemos del que hace dicha llamada de socorro, pues siempre aparece el peligro de muerte. En la urgencia siempre está el miedo a lo peor: la muerte.

Felizmente, los sistemas de salud en Occidente se deterioran con tanta rapidez que los servicios llamados «de urgencia», se han convertido en sala de espera donde los pacientes tienen tiempo de reflexionar e intercambiar opiniones con los demás sobre la angustia que, con frecuencia, les lleva a dichos servicios. Como resultado de la ausencia generalizada de una posible escucha de calidad (antes se decía médicos de cabecera para nombrar al médico generalista que está o debiera de estar a la cabecera del enfermo), llevamos nuestro malestar ahí donde pensamos que el cuerpo sufriente encontrará una respuesta.

Pero el acto como respuesta nos conduce con mucha frecuencia a una posible repetición del síntoma.

La escucha, al contrario, además de ayudarnos a economizar recursos tanto técnicos como materiales de todo tipo, por ejemplo, en lo que concierne a la medicación, nos ofrece y posibilita una apertura sobre el por qué de los síntomas que transportamos.

El miedo no deja ni lugar ni tiempo al síntoma para saber de qué nos habla dicho lenguaje. Este sistema defensivo, que tan buenos resultados da en cada uno de nosotros encuentra, con frecuencia, intermediarios potentes y con una lógica sin fisura alguna, para que el síntoma permanezca en el terreno del «hacer», del acto, con acciones permanentes y, a veces, peligrosas para su propia salud, en lugar de ofrecerle una acogida diferente a esos signos «enigmáticos», incluso para el que los produce, y poder, así, escucharlos de forma diferente.

Es cierto que el miedo y la angustia ante la muerte, y ante cualquier pérdida que nos hable de pérdida definitiva, forman parte de nuestra estructura humana. Pero no son evidentes los beneficios que podamos recoger de la forma como utilizamos dicho miedo y dicha angustia.

Hay momentos en la historia de la humanidad, como el que estamos viviendo, donde el miedo nos es administrado con pequeñas dosis para no asustarnos demasiado, pero sí lo justo para mantener una dependencia enfermiza.

Ya Stiglitz comentaba, en uno de sus artículos, que dentro de unos años los Estados —en particular Estados Unidos— necesitarán más profesionales para mantener la seguridad que para una educación de calidad. Un año en la universidad podría costar menos al Estado que un año en la cárcel. Aunque, evidentemente, estos gastos no representan pérdidas para todo el mundo.

Es en este contexto social de convertir todo en urgencia utilizando el miedo al otro, en el que podemos comprender la llamada solemne del presidente de la República Francesa para actuar con responsabilidad y hacer posible así una mejor seguridad para todos los ciudadanos.

Me voy a limitar aquí a hacer algunas reflexiones sobre esta «llamada urgente», sirviéndose del miedo hacia el loco y su locura para que dicho miedo nos lleve, sin darnos cuenta, hacia una acción responsable. La Iglesia ha resuelto dicho problema por la vía rápida. Formando parte del cuerpo social, la Iglesia y el Ejército son las dos instituciones mejor organizadas.

Para comenzar, la gran diferencia entre el cuerpo místico en la Iglesia y los demás cuerpos, es que la cabeza de dicho cuerpo místico ha sido elegida por el mismo Dios y, además, en algunas circunstancias, dicha cabeza es infalible. Cuando habla, el cuerpo debe seguir ciegamente sus indicaciones (sin duda a la luz de la fe), pero con la certeza de que, siguiendo la dirección marcada, el cuerpo estará siempre seguro de su verdad.

En los otros cuerpos sociales, con frecuencia, las cabezas visibles son elegidas por los miembros que los componen. En este caso, la cabeza debe representar el estado del cuerpo en su conjunto, con sus dificultades y demandas diversas y contradictorias. Si la cabeza cree ser la totalidad del cuerpo sin querer saber nada del estado y situación de sus miembros, su función de representante y mensajera del cuerpo corre el riesgo de desaparecer. Si, además, la cabeza se cree el mismo Dios en persona, nada podemos con la evidencia de sus verdades infalibles. Por eso, debemos ser muy prudentes cuando juzgamos de forma fácil y severa la cabeza que nos gobierna como si fuera la única responsable de sus decires.

Los miembros del cuerpo social transmiten de forma permanente mensajes que debemos intentar descifrar; y la cabeza, con frecuencia, escucha lo que parece y aparece como de sentido común, el buen sentido del pueblo y, en consecuencia, reacciona y responde a dicha impresión.

El discurso populista se alimenta y nutre del discurso del pueblo, del discurso popular. Es lo que ocurre con el miedo hacia el loco, por miedo, sobre todo, a lo desconocido que encierra su locura.

Pienso que hay mayor coherencia en lo que dice el presidente Nicolás Sarkozy, que cree que debe estar unido y a la escucha de los ciudadanos con sus miedos y temores ante la locura, que la coherencia que demostramos los profesionales que trabajamos en salud mental, con nuestro silencio ante las condiciones en las que nuestro trabajo debe realizarse.

No quiero con esto justificar los comentarios que ha

manifestado el presidente de la república francesa con el objeto de calmar y tranquilizar las angustias de los ciudadanos. No. Instrumentalizar el miedo arcaico, siempre presente, hacia el loco y la locura, tan lejos y tan cerca a la vez en cada uno de nosotros, es demasiado fácil y peligroso.

Para Orwell, el concepto de libertad, manifestado en su obra *1984*, consistía en ejercer el derecho a decirle a la gente, al pueblo, sin populismo, lo que no quiere oír. Pero, una palabra libre y, sobre todo en el ámbito político, me recuerda la canción popular que dice «...a la mar fui por naranjas, cosa que la mar no tiene...».

Pero dejando el ámbito político y formando parte del«cuerpo psi», tampoco hemos dicho ni lo bastante alto ni con la suficiente frecuencia ¡que la locura forma parte estructural de la naturaleza humana, que está como posibilidad en nuestro interior y que estaría mucho mejor hacer un camino con ella que intentar evitarla continuamente! ¡Y esto también ocurre, sin duda, entre profesionales! Tosquelles repetía con frecuencia que «...el hombre sin la locura, no existe».

No hay que dar vueltas continuamente a algunos problemas en nuestra cabeza, con el único fin de seguir a la cabeza de algo. Tenemos que estar siempre más preparados para perder dicho privilegio que para conservarlo a cualquier precio, perdiendo con ello, evidentemente, espacios de libertad.

Una vez más, Tosquelles me recordaba, en vísperas de «encabezar» yo mismo una gran responsabilidad como gerente de un hospital psiquiátrico:

> Si un día estás a la cabeza de algo, no olvides que las cabezas, más visibles que el resto del cuerpo, están ahí para ser cortadas (influencia, sin duda, de la Revolución Francesa).

Por eso prefiero correr el riesgo de perder un poco la cabeza e ir a la escucha de todos aquellos que la han perdido —en parte o en su totalidad— porque están mucho más cerca de «su verdad» diciendo cualquier cosa que les pase por la cabeza, delirando incluso, que nosotros de la nuestra, teniendo la capacidad para saber lo que producimos como síntomas propios.

Con frecuencia, el peligro que nos acecha es querer mantener la cabeza fría —como se dice— para no perderla. El querer estar a la *cabeza de*, temiendo siempre perder dicha posición, nos lleva, por otros caminos, a producir un discurso populista por miedo a dar miedo, no leyendo, así, los síntomas sociales de forma adecuada.

Nuestra función jamás debe ser la de tranquilizar a la sociedad en lo que se refiere a la locura sino la de hacerla siempre presente para poder ocuparse mejor de ella. La gran irresponsabilidad de un presidente es la de utilizar el miedo hacia los más frágiles de la sociedad, como son los enfermos mentales, despertando así angustias peligrosas que duermen en cada uno de nosotros.

Por el contrario, deberíamos facilitar el discurso del loco para acercarnos mejor a su posible verdad. Si nos empeñamos en ignorarlo, continuaremos también encerrados en nuestra alienación a través de nuestros síntomas. Debemos estar siempre a la escucha de nuestro cuerpo en su conjunto, porque el riesgo es que cada miembro de dicho cuerpo, no sintiéndose escuchado, tenga tendencia a fabricarse su propia cabeza, en cuyo caso su tratamiento sería imposible.

Aquí están los fanatismos más diversos y así nos lo manifiestan cada día con su hermano el totalitarismo, siempre al acecho, en momentos delicados de nuestra historia como el actual, para constituirse como la única verdad.

A este peligro que vivimos y constatamos hoy no debiéramos añadir, por miedo a perder algo, la posibilidad que toda crisis se convierta en urgencia. Deberíamos poder hacer otra lectura de nuestros síntomas.

Si, como acabamos de ver, a una llamada de urgencia en el terreno de lo médico proponemos un acto como única respuesta, en el mejor de los casos, permitimos retrasar un poco más la posible «comprensión del síntoma».

Y, si hablamos de urgencia en el medio psiquiátrico, la única respuesta útil, a veces, es permitir una buena acogida, para hacer posible, con ello, un primer marco de contención. Dicha contención no es una respuesta; es, solamente, un acto preliminar. Y si las urgencias se repiten con tanta frecuencia en psiquiatría, nos podemos preguntar por qué tanta repetición de «acto» como respuesta.

¡Cuántas veces se vuelve a recurrir a la atención en Urgencias como consecuencia de no haberse sentido escuchado en otros lugares y por otros profesionales! También es verdad que no es sólo la consecuencia de una forma clínica de entender el síntoma, sino también la falta de un mínimo de medios, entre ellos, del tiempo necesario para no responder de forma ortopédica a las manifestaciones sintomáticas.

Si en el medio psiquiátrico que debiera acoger la situación del sujeto «en crisis» se sustituye a un equipo profesional por personal de servicios de seguridad privada, no solamente no se acoge, sino que se agravan dichos síntomas en un momento muy propicio para su tratamiento. Y, desde luego, la responsabilidad de que dichos casos de crisis se conviertan en urgencias repetitivas no es del personal de seguridad, sino de todos cuantos han creído o querido consentir esos momentos y situaciones, queriendo utilizarlos única y exclusivamente para un mejor control y seguridad, ante el peligro que representa el paciente psiquiátrico. Lo curioso es que ese tipo de acogida, con frecuencia produce el efecto contrario al esperado, generando más violencia que tranquilidad y seguridad, tanto en el propio paciente como en el personal que lo acompaña.

Sin embargo, como fácilmente podemos constatar, si acogemos una urgencia cuando es posible, a través de sus manifestaciones, como una crisis, podemos dejar que el síntoma, como signo de su malestar, nos hable de lo que él mismo está atravesando, y por eso decimos con frecuencia: *este paciente está haciendo una crisis.*

El sujeto en crisis no es extraño a su propio malestar. Con esto no quiero decir que la acogida y demanda sean más fáciles de tratar, pero sí que pueden hacer entender al paciente que, a pesar de él y al margen de su voluntad, es él el sujeto de su propio síntoma y malestar.

Pensamos, de forma equivocada, que el sujeto es dueño y señor del comienzo y fin de «su crisis». Hay un material en nuestro interior, pulsiones y diversas huellas acumuladas a lo largo de nuestro camino personal que no podemos expresar sino a través de una crisis que nos sobrepasa, poniendo, en un espacio público y a través del cuerpo, algo muy privado que llamamos material inconsciente.

Sin ser extranjero a su crisis, el sujeto que la produce se siente, al mismo tiempo, extranjero al mensaje de su síntoma.

Aparece una demanda que le sobrepasa, aunque sea a través de su propio cuerpo que se manifiesta. A diferencia de la urgencia, la crisis no pide un acto como única respuesta.

La urgencia necesita una respuesta en acto, actuando.

La crisis necesita una acogida, sin respuesta en acto, a preguntas y cuestiones que el propio sujeto que las sufre, ignora.

Si me atrevo a decir que queremos dar respuesta a su angustia, es más bien para frenar la nuestra gracias a un saber que nos pone y sitúa a distancia del otro.

¿De qué está hecho, pues, el síntoma para el sujeto que lo construye, lleva y soporta?

En el sentido estrictamente médico, el síntoma aparece como un fenómeno revelador de una enfermedad, «una manifestación subjetiva de un malestar».

Galeno (100 d.C.) fue el primer gran divulgador que estableció la diferencia entre síntoma y enfermedad, y lo hizo por medio de una metáfora:

> Los síntomas, como las sombras, nos acompañan siempre sin constituir por ello la identidad de la enfermedad.

La diferencia entre síntoma y signo aparece solamente en el siglo XIX.

En medicina, el síntoma es una referencia subjetiva que da el paciente en relación a un estado que cambia; es la consecuencia de las anomalías que el paciente siente en su cuerpo.

Sin embargo, los signos clínicos son más fácilmente objetivables.

De forma general, podemos decir que el síntoma aparece como una llamada útil para decirnos que algo, desde un punto de vista físico, psíquico o social, no funciona.

Para aproximarnos un poco más a una definición dinámica, podríamos decir que el síntoma es una manifestación subjetiva de un malestar y que al sujeto que lo trae, su mensaje le sobrepasa.

Freud marca y puntúa con claridad la diferencia respecto a la visión más ortopédica y médica del síntoma. La pregunta que el médico siempre plantea al enfermo que llega a su consulta por un dolor o por un mal funcionamiento cualquiera de su cuerpo en su cronicidad cotidiana es, más o menos: «...cuál es tu dolor y dónde te duele».

El médico se pone a buscar dicho lugar a través de la

estructura química y biológica de nuestro cuerpo para poder dar una respuesta lógica a dicho funcionamiento anormal.

Pero a los signos y síntomas psíquicos les gusta jugar y esconderse a través del cuerpo, aunque sea el cuerpo la única superficie que el síntoma tiene a su disposición para manifestarse.

El concepto de síntoma en Freud nos conduce a un fenómeno humano más o menos oculto, que forma parte de nuestro material inconsciente, y en relación dinámica con un proceso siempre en movimiento. Para él, tanto la aparición como la estructura del síntoma tienen mucho que ver con la represión de las pulsiones. Los caminos diversos de dichas pulsiones nos muestran, a través del cuerpo, otro lenguaje.

Por su visibilidad, el síntoma en psiquiatría se debe a la materialidad por medio de la cual se presenta, pero su sentido y su estructura le sobrepasan, escondiéndose a través de la materialidad misma que lo sostiene.

Desde este punto de vista, el síntoma forma parte de mecanismos inconscientes y, por tanto, regidos por sus propias leyes. Como fenómeno subjetivo, el síntoma no constituye un signo de enfermedad sino, antes bien, la expresión de un conflicto inconsciente como consecuencia de una represión.

Desde un punto de vista psicoanalítico podemos añadir que el síntoma manifiesta un deseo por ser reconocido a través de una demanda oculta, pero que dicho deseo se queda, por el momento, excluido y siempre reprimido. En este sentido, el síntoma se presenta como un lenguaje que responde y oculta los acontecimientos y huellas mnémicas de nuestro pasado, que nos impiden avanzar hacia un posible porvenir.

Hace unos días, una paciente narraba su sorpresa al recordar una discusión aparentemente banal con una íntima amiga sobre un acontecimiento ocurrido muchos años antes. Su amiga le decía que en una ocasión, había tenido la impresión de no haberse sentido suficientemente defendida delante de un tercero en cuestiones profesionales. Y, mediante una anécdota presente, volvían con fuerza recuerdos, probablemente por falta de una palabra dicha en el ayer.

Mi hijo Alexis, hablando un día de un acontecimiento de su adolescencia, me recordaba, como sintiéndose culpable de hechos que yo ignoraba, que se sentía aliviado cuando me enteraba de algo y le invitaba a hablar de ello.

En el primer caso, como anécdota, el terreno había quedado preparado para la aparición de un síntoma en cualquier momento de su historia.

En el segundo caso, podemos decir, con mucha prudencia, que le quitamos material de fabricación al síntoma con la palabra que intentamos poner a disposición del sujeto para evitar una posible represión. De alguna forma, el síntoma nos encadena en un presente-pasado. Se nos muestra como un lenguaje muy particular del sujeto que le hace hablar a pesar de él y que manifiesta y habla de un conflicto inconsciente.

¿Qué podemos hacer ahora, en el presente del síntoma, para que las huellas del pasado puedan desatar las cadenas que le atenazan?

Los vientos fuertes y variados que aparecen, cada vez con mayor violencia, nos dicen al oído que jamás llegaremos a un conocimiento sobre nosotros mismos y nuestros síntomas si no aceptamos convertirnos en objeto de su ciencia, la única ciencia objetiva que, desde nuestro nacimiento hasta nuestra muerte, podría leer infaliblemente cualquier signo que aparezca en nuestro cuerpo.

Una lectura así, exclusivamente objetiva, tratándose de problemas exclusivamente subjetivos, se pone hoy en duda incluso entre sus más fieles adeptos. Es difícil negar la evidencia de que la reacción del cuerpo con sus síntomas está muy ligada a la historia de cada uno y a nuestro entorno.

A pesar de los cantos de sirena que nos rodean y de sus intereses, quisiera decir alto y fuerte que hay otras vías posibles para llegar a otros conocimientos; conocimiento de sí mismo como sujeto sufriente con su lenguaje muy particular que se manifiesta a través de su enfermedad y de sus síntomas.

Como dice claramente Lacan en el capítulo sobre el saber del sujeto del inconsciente:

...el síntoma representa la vuelta como tal de la verdad a través del fallo de un saber.[12]

¿Cuál es el camino que tenemos que recorrer para desvelar dicho sujeto?

---

12. Jacques Lacan, «Del sujeto por fin cuestionado», *Escritos I*, México, Siglo XXI, 2009, pág. 223.

II. El sujeto del inconsciente

Cuando hablamos del síntoma, decíamos, citando a Lacan, que representa la vuelta como tal de la verdad a través del fallo de un saber; dicho saber debemos irlo descubriendo a través y alrededor del sujeto del inconsciente. Pero no buscando la profundidad como podía hacérnoslo creer la psicología que se ocupa de ello, puesto que en el inconsciente no se trata de profundidad; hay capas interminables que llamamos «significantes» que nos han hablado y continúan haciéndolo, constituyéndonos así como sujetos incluso antes de aparecer por este mundo. Este lugar de palabras Lacan lo denominará «el gran Otro».

Esta imagen de profundidad me trae a la memoria unos recuerdos de un sueño que mi hijo Yorgui me contaba cuando tenía seis o siete años. Había soñado con un pequeño pozo que se encontraba justo detrás de la casa de su abuela. Iba allí de vez en cuando con una caña de pescar y se encontraba, al mismo tiempo, contento y sorprendido por la gran variedad de objetos «pescados» en las profundidades del pozo y sacados a la luz. Había objetos que podía reconocer fácilmente, pero otros no le decían nada. Le era preciso ir a preguntar a otros miembros de la familia para obtener una información que necesitaba sobre dichos descubrimientos, con huellas de una historia de la cual formaba parte pero que no conocía.

Podemos decir pues, que a través de lo encontrado, aparecen huellas que nos hablan de otras huellas y recuerdos. Lacan nos recuerda que esta exterioridad de lo simbólico respecto al hombre es la noción misma del inconsciente.[13]

A través del recuerdo del sueño de mi hijo, creo haber hallado el punto de encuentro donde la búsqueda de Freud, a través de la historia de un acontecimiento (vayamos a buscar al pozo de cada uno de nosotros objetos de nuestra historia), encuentra otra lectura con Lacan, a propósito del concepto de estructura, cuando afirma que «el inconsciente está estructurado como un lenguaje» y que las palabras utilizadas para hablar de dichos hallazgos, constituyen una cadena de significantes sin fin, en la que un significante envía a otro significante. Y el sujeto es el que hace su aparición, de forma intermitente, en y entre los lazos que hay entre dichos significantes.

Lacan nos explica esta estructura a través de la figura topológica de la banda de Moebius. En esta banda existe un derecho y un revés, pero hechos con el mismo tejido y, en un momento dado, lo derecho puede convertirse en revés y lo contrario.

El pasaje, el paso de un significante a otro, nos muestra tanto el revés, con lapsus y equívocos, como el lado contrario, la otra cara, lo que el inconsciente nos da a entender. No busco, diciendo cualquier cosa que me pase por la cabeza, encuentro y me puedo reencontrar.

Es en este punto donde el psicoanálisis marca su radical diferencia con la sugestión, una terapia apoyada en la

---

13. Jacques Lacan, «Situación del psicoanálisis y formación del psicoanalista en 1956», *Escritos I*, México, Siglo XXI, 2009, pág. 431.

pedagogía, o bien otras que se apoyan en diversas formas de consejo o sostén importante para el otro.

Se trata del sujeto, y sólo de él como sujeto enfermo, «que se hace enfermar» y que, por lo tanto, también de él debiera poder venir el material y el deseo de cambiar y dejar su sintomatología. Dicho sujeto es «responsable del sufrimiento que nos muestra». Esta división, aparentemente contradictoria, constituye el inconsciente. Este saber del sujeto del inconsciente debemos ir a buscarlo al lado del material reprimido, también reprimido por el mismo sujeto. Represión, material reprimido, que hará su aparición, como ya sabemos, a través de síntomas, equívocos, malentendidos, que nos pueden sorprender a través de cualquier encuentro inesperado como un nuevo descubrimiento o hallazgo (como diría Lacan, *une trouvaille*).

«Hallazgo» de algo que se esperaba sin saberlo, pero que, de alguna manera sabíamos, aunque cuando dicho hallazgo se presenta, aparece, como valor y sorpresa inesperada.

¿Descubrimiento o redescubrimiento? Sin haber tenido el tiempo de saberlo, desaparece de nuevo, pero para repetirse sin parar, instaurando así la dimensión estructural de la pérdida.

Esta pérdida aparece continuamente a través del mecanismo de repetición, donde los elementos reprimidos pueden hacer su aparición a condición de que un espacio y un tiempo estén disponibles para poder acoger la discontinuidad «anárquica» con la que el material inconsciente se nos presenta.

Ante esta discontinuidad propia del inconsciente, tenemos que proponer una continuidad en nuestra disponibilidad de la escucha. Sin escucha en una situación transferencial, es imposible la aparición del material del «sujeto del inconsciente» a quien suponemos un saber que le concierne.

De los espacios y tiempos necesarios a los que hago mención, hablaré más tarde, cuando tratemos de los lugares que llamamos instituciones psiquiátricas, lugares específicos de acogida de los pacientes a lo largo de su patología.

Podemos afirmar pues que el sujeto-supuesto-saber es el inconsciente y que de el deberán salir los elementos que deberán darnos o, al menos, acercarnos a otros saberes. Aunque el saber que viene del inconsciente «no sabe lo que dice», el analista, supuesto saber, está ahí para aclarar con sus intervenciones (interpretaciones) esos decires cuyo significado se desconoce.

Esta tarea será posible sólo a condición —como nos recuerda oportunamente Lacan— de «que estemos habitados por la pasión de la ignorancia» para permitir que el otro pueda seguir diciendo «cualquier cosa», sin el freno que nuestro saber podría suponer.

Este supuesto saber concierne siempre al deseo, que no se deja poseer, rodeado como está por los fantasmas que le habitan, tan pronto alejándose como acercándose continuamente a nuestro posible saber.

Podemos decir que la «política» del sujeto del inconsciente, con los fantasmas que lo constituyen, es ir en línea recta hacia su objetivo aunque no haya un objeto al final de dicho camino. Su dinámica es subversiva y enigmática. Es por eso por lo que, diciendo cualquier cosa que nos pase por la cabeza a través de toda forma de lenguaje, nos puede ocurrir cualquier cosa, incluso un encuentro inesperado con el sujeto y con otro saber que concierne al deseo.

A pesar de lo que podemos pensar a primera vista, el que se encuentra más cerca y próximo al deseo (y quizás es por eso que su libertad molesta) es el loco con su locura. Pues como dice Lacan:

...la causa de su deseo la tiene (y guarda) en su bolsillo y se lo cree *a pesar de sí mismo.*

Se siente y está invadido por ello. Nosotros, del mundo más o menos neurótico, intentamos, sin creerlo y sin demasiada fe, reencontrarlo. El movimiento nos empuja y lleva (así lo espero) a hacer de esta pérdida o desencuentro un duelo permanente. Dicho trabajo de duelo es una herramienta necesaria e imprescindible para nuestra supervivencia psíquica.

«Los locos con sus locuras», a través de las fisuras y huecos que les constituyen, se pierden intentando llenarlos y, con frecuencia, «creen haberlo conseguido». Sin embargo, tenemos la posibilidad de poder utilizar dichos huecos y agujeros como instrumento de viento y componer una melodía muy personal e imposible de imitar. Se trata de un privilegio exclusivo que, componiendo y escuchándonos a través de nuestra propia música, compuesta con nuestros soplos y sufrimientos, podamos conseguir reconocernos.

Un instrumento (nuestro cuerpo) y un soplar con esfuerzo continuo, puede permitirnos componer una melodía original y única.

La primera vez que mi amigo Pierre Delion me oyó esta metáfora me dijo, cariñosamente, que estaba un poco loco. A pesar de sus advertencias y del tiempo que ha pasado, continúo soplando mi instrumento de viento como un loco para no llegar, precisamente, a estar invadido por la locura. Es una tarea siempre inacabada, incompleta y continua en la que, como nos recuerda Antonio Machado:

...se hace camino al andar.

Y como mi querido amigo Jean Oury siempre me lo preguntaba, he aquí la cita completa[14]:

Caminante, son tus huellas
el camino y nada más;
Caminante, no hay camino,
se hace camino al andar.
Al andar se hace el camino,
y al volver la vista atrás
se ve la senda que nunca
se ha de volver a pisar.
Caminante no hay camino
sino estelas en la mar.

Lo peor —o lo mejor— es que, de entrada, no sabemos bien hacia dónde dirigir nuestros pasos o qué camino tomar: el deseo nos empuja. Pero nuestra forma de andar, un poco a ciegas, no es peligrosa.

Si ya tenemos la costumbre de vivir pérdidas, con los huecos que eso supone en nuestra existencia, nos dará un poco igual, porque ya sabemos que no por ello nos vamos a volver locos. En efecto, una pequeña locura siempre habita en nosotros pero nos es necesaria para poder andar sin perdernos. Podemos decir, en términos coloquiales, que tenemos una pequeña locura sin que por ello se nos pueda poner la etiqueta de locos.

La fisura, el hueco, lo no terminado existe y está en nosotros, pero no como signo o síntoma de una hemorragia mórbida, sino más bien como pequeña ventana a través de la cual una pequeña luz nos acerque más hacia lo humano, es decir, hacia la locura siempre presente en cada uno de nosotros.

---

14. Antonio Machado, *Proverbios y cantares*, El País- Colección de poesía, págs. 82-83.

Pero para conseguir andar más o menos en paz con nuestra propia locura deberemos, sin bajar nunca la guardia, familiarizarnos con la dinámica de nuestro inconsciente y de su saber que, como ya hemos recordado, tan pronto aparece como desaparece y, a veces, se despierta, como también se puede volver a adormecer.

Por eso, debemos estar siempre muy atentos. Sin el trabajo de duelo al que constantemente nos invita «el saber del sujeto del inconsciente», corremos el riesgo de quedar pegados a la pérdida, buscando continuamente el objeto que la representa, sin posibilidad de encontrarlo, haciendo así imposible el descubrimiento de nuevos caminos.

En los Evangelios podemos constatar que Jesucristo —el mismo Dios encarnado— no se engañaba. Cada vez que se le pedía un milagro, es decir, algo inesperado, se separaba de su supuesta divinidad, de su plenitud, de su absoluto poder, para dirigirse a su Padre y pedía a los presentes hacer lo mismo; al Padre, que estaba lejos, en el cielo, intentando así, en un primer momento, no ser molestado.

En cuanto a una posible aparición de lo imposible, de lo inesperado, creo que si el milagro se producía, era porque Jesucristo no se creía un dios ni creía en sus poderes divinos.

Recuerdo lo que ya Lacan nos decía en referencia a la necesidad de trabajar para conseguir una pasión por la ignorancia para que pudiéramos hacer algún milagro. Y Dios nos deja un mensaje de gran valor a pesar de su absoluto poder.

¡Tengamos cuidado de no entorpecer con nuestros obstáculos que pequeños milagros puedan ocurrir, milagros que no podrán aparecer sino a través de las fisuras que favorecen y dejan ver nuestra ignorancia!

El artista y pintor Zoran Mušič (1909-2005) hablando y recordando su paso por los campos nazis y su posterior pintura, nos dice:

Todo estaba demasiado fresco para que pudiera salir. Yo dibujaba todo lo que veía para intentar olvidar. Pero debajo de todo eso siempre había algo que me trabajaba, que me removía en mi interior, en silencio y también sin mi consentimiento. Al cabo de algunos años, todo ese sufrimiento del pasado dejó huellas y vuelve a aparecer al margen de mi voluntad. Lo que estaba tapado y oculto en mi interior, algún día debería aparecer.[15]

Las huellas necesitan tiempo, un tiempo distinto para cada uno, «un tiempo a-temporal», para que puedan salir a la superficie. Pero, por desgracia, hoy constatamos que, si el sujeto tiende siempre hacia un esclarecimiento de su deseo y sus avatares con un lenguaje propio y personal, nuestro entorno político-económico-social tiene otros y numerosos medios para dificultar la llegada del sujeto, sobre todo en lo que concierne a la temporalidad.

Esta otra política está marcada por otros intereses, despertando, si es preciso, miedos arcaicos, siempre presentes en nosotros, al servicio de otra verdad que la que rige nuestra vida psíquica.

Entre una medicalización pseudocientífica de la enfermedad mental, por una parte, y la socialización de la misma enfermedad, por otra, es difícil abrir otro camino a traves del cual pueda emerger otro lenguaje.

Para conocer a alguien, lo mejor es seguir los caminos por donde pasó que los caminos de sus pensamientos.[16]

A pesar de las numerosas dificultades que rodean el

---

15. Cita tomada del programa de una exposición de Zoran Mušič, que tuvo lugar en Barcelona, febrero-marzo 2008.
16. Nicolas de Staël, "Carta a Douglas Cooper", en *Lettres 1926-1955*, París, Le Bruit du temps, 2014.

reconocimiento y tratamiento de la enfermedad mental y el camino estrecho que nos queda entre el pensamiento dominante y las huellas que nos constituyen como sujeto, continuaré diciendo —y espero que muchos lo hagamos— que otra política con los enfermos mentales es posible. En nosotros está el habilitar y hacer posibles los espacios institucionales que lo permitan.

III. Las instituciones

El sujeto, el que habita el inconsciente y que él mismo ignora, necesita lugares, espacios y tiempo, diferentes de los tiempos únicamente cronológicos con los que vivimos nuestra rutina cotidiana, para que pueda manifestarse. Debemos instituir dichos lugares para facilitar la aparición, o al menos la no desaparición, del sujeto. A lo largo de la historia de la psiquiatría han habido repetidas tentativas para conseguirlo y también para hacerlo desaparecer. Las marcas y recuerdos que dicha historia nos ha dejado nos hablan de las múltiples dificultades para crear y encontrar un lugar apropiado para los enfermos mentales. Y no hablo de cuidados terapéuticos especializados, hablo simplemente de una acogida humana adecuada.

Todo acto clínico en psiquiatría, más que en ninguna otra especialidad médica, presupone una cierta concepción del hombre.

Ya he señalado la mía al hablar del sentido que los síntomas debieran tener para nosotros. Aunque creemos y constatamos que otras políticas institucionales en psiquiatría son posibles, históricamente hemos visto cómo el enfermo mental ha atravesado periodos en los que ni siquiera existía como ciudadano, ni como sujeto social, ni tan siquiera como sujeto de cuidados específicos.

Esta realidad, no sin dificultades, ha terminado por abrirse un pequeño camino y encontrar un lugar, siempre frágil y efímero, tanto para el paciente como para las instituciones que lo acogen.

La bandera de un humanismo a la deriva, hoy con grandes dificultades para sobrevivir, fue retomada en un momento delicado de nuestra historia (me refiero al momento de la Segunda Guerra Mundial y al de nuestra Guerra Civil) por militantes de lo humano.

El hospital de Saint Alban, en la región de la Lozère (Francia), fue el referente que se caracterizó por la puesta en marcha de una acogida y hospitalización de calidad de los enfermos mentales en institución.

Tosquelles —que llegaba de España huyendo de las consecuencias de nuestra fratricida Guerra Civil y que fue uno de los iniciadores del movimiento que más tarde tomaría el nombre de Psicoterapia institucional, al lado de Lucien Bonnafé, Balbet, Daumezon, Oury, etc.— decía que:

> No hay que cerrar el hospital; hay que cuidarlo, y abrirlo hacia el interior antes de poder abrirlo hacia el exterior.

Toda institución necesita ser vigilada atentamente y cuidada, desde el interior, por sus propios habitantes, contra los riesgos de sus malformaciones y perversiones diversas. Su fin no debe ser nunca el de sobrevivir a cualquier precio. El tiempo que hoy se nos pide y exige para los cuidados que los enfermos mentales necesitan, aparece como la mejor arma de una «eficacia objetiva», para que no puedan adaptarse al síntoma que llamamos «hospitalismo».

Pero ya entonces —aunque es verdad que en aquella época ni se medía— el tiempo se presentaba como algo que tenía valor; ya Tosquelles decía que:

Una de las más absurdas demandas sociales de nuestra época, en lo que a psiquiatría se refiere es la de querer y pretender curar con prisas.[17]

Hoy se considera que medir el tiempo y curar deprisa son elementos que caracterizan un tratamiento eficaz. La ideología que envuelve este pensamiento, que se presenta como único, se acompaña de un positivismo y un empirismo que miden la utilidad y eficacia de nuestro trabajo de acuerdo con sus propios intereses. Su lema es «hay que ser realistas siempre y adaptarse a nuestro entorno» ¡como si las realidades pudieran por sí mismas justificar lo injustificable, intentando hacernos olvidar, de paso, que lo que llamamos realidad es el efecto pasajero de los intereses de los que tenían el poder en aquel momento! Podemos constatar con facilidad lo dicho en otra época, como ocurriera durante las manifestaciones parisinas del movimiento de mayo del 68 en Francia, cuando se gritaba por las calles «¡seamos realistas, pidamos lo imposible!»

Las neurociencias han dado soporte y base a las llamadas terapias cognitivas y conductuales —entre otras que hay en el mercado— como otras formas de ver y acercarse tanto al enfermo como a la enfermedad mental donde sólo el síntoma tiene sentido y ocupa todo el terreno en el que una «pseudociencia objetiva y liberal» facilita y favorece dicha orientación.

Y si, a veces, «su objetividad» no logra convencernos de lo acertado de su posicionamiento, se intenta entonces,

---

17. François Tosquelles, *L'enseignement de la folie*, Toulouse, Éditions Privat, 1992, pág. 152.

por todos los medios, desmontar y destruir la lógica y la clínica de los otros enfoques terapéuticos.

Aconsejo leer a este propósito el trabajo realizado por las comisiones, cuyo objetivo era el de establecer la lista de enfermedades que debían aparecer en el d.s.m. iv, v[18]; lecturas muy constructivas para constatar la facilidad con la que podemos estar enfermos o sanos, dependiendo de las fuerzas presentes en ese momento.

Ahora les invito a compartir algunas anécdotas reales donde nos encontramos con situaciones cómicas, de no ser por lo que está en juego, como la que aparece en un hospital donde el director se dirige al personal diciéndole:

> Les pido que motiven de la mejor manera posible a sus equipos... pues nuestro centro (de cirugía pediátrica) no realiza ni alcanza el nivel de actividad que habíamos previsto.

Por lo tanto, las previsiones de unos deben convertirse en la realidad clínica objetiva y científica por el bien de todos, empezando por el paciente.

¿Dónde está pues y en qué consiste el origen de lo que debiera de ser una realidad?

> Un cirujano de la misma clínica añade con ironía: Debiéramos ir a la salida de las escuelas para provocar caídas en la carretera o empujar si fuera necesario a otros niños por las escaleras para conseguir quizás así nuestros objetivos realistas. Todo esto para explicar que harían falta 125 operaciones al mes y faltaban 80 para el año 2009; nuestra pérdida será pues de 137.760 € y todos pagaremos las consecuencias.

---

18. Michel Minard, *Le DSM-ROI - La psychiatrie américaine et la fabrique des diagnostics*, Toulouse, Éditions Érès, 2013.

¿Cuál es, pues, el objetivo al que hay que llegar para que el hospital no se convierta en una empresa cualquiera? ¿Es realmente posible prever los medios necesarios para que esto no ocurra y poder tener acceso a una mejor calidad clínica, que debe de ser el único objetivo para cualquier centro sanitario?

En otra clínica privada, el director pedía un último esfuerzo para conseguir 90 partos al mes para salvar así la clínica de sus dificultades. Es verdad que, en este caso, los medios para salvar la clínica parecen más agradables, pero ya vemos cómo las realidades son fácilmente mudables y diferentes, aunque siempre para defender los intereses que están en juego.

Como diría Oury:

> Nuestro sistema de salud y los enfermos no son objeto de una exterminación dulce sino de una exterminación muy sutil. Cada vez menos psiquiatras, menos enfermeros, menos personal en general, menos camas, pero cada vez más directores, subdirectores, más jefes a lo ancho y largo de la jerarquía para vigilar mejor una producción eficaz.[19]

En esto también se está convirtiendo la psiquiatría. ¡Es el resultado de una burocracia capitalista sobre el sentido común!

Se ha inventado también el título de director de recursos humanos. Yo creía, de forma un poco ingenua, que era una función para conocer mejor y explotar, en el buen sentido de la palabra, las cualidades humanas del personal, para así poder adaptarlas mejor al servicio de los pacientes. Pero parece ser que, para la mayoría de empresas y también de hospitales, esta función está ahí para que las cualidades

---

19. Jean Oury, *Il, donc*, París, Union générale d'éditions, 1978.

específicas de los humanos sean utilizadas como mercancías, con el único objetivo de asegurar un equilibrio financiero de la empresa u hospital —con ganancias, si es posible— y a cualquier precio, tanto para el personal como para los usuarios, como desgraciadamente podemos constatar más crudamente con la crisis. Es en este clima donde apareció el discurso del presidente Sarkozy; y el que debiera ser el primero en garantizar la calidad sanitaria y los derechos para todos, se olvida precisamente de los más necesitados y frágiles.

Debemos escuchar sus palabras más allá de su función presidencial. Aparece como «el síntoma» de la mirada angustiada de nuestra sociedad hacia los chivos expiatorios del momento, que casi siempre son los mismos, los más frágiles y vulnerables, como son siempre los locos, los extraños, los extranjeros, los emigrantes, etc.

Este olvido y distanciamiento respecto a toda miseria social se hace por el bien de todos y, sobre todo, por su seguridad: empezando por la del paciente enfermo mental y la del personal que de él se ocupa (les remito a la lectura del capítulo II).

Esta fragilidad estructural que encontramos en el campo de la psiquiatría, siempre atrapada entre las necesidades sociales elementales para los más abandonados y las aspiraciones de una paz y seguridad ideales para otros, nos conduce hacia caminos peligrosos haciéndonos olvidar nuestra función al lado del paciente.

Esta situación de sentirse atrapado entre la función clínica y la administrativa surgió en una reunión de una clínica psiquiátrica donde una psiquiatra se quejaba de no ser escuchada por el responsable. Cada vez que se hablaba de los criterios terapéuticos para decidir la salida de los enfermos, el responsable, un poco enfadado, respondía que alguien tenía que ocuparse de que la clínica pudiera sobrevivir cumpliendo con los objetivos administrativos de la institución y que esto formaba parte de su misión. Nada tenía de extraño dicha respuesta en medio de una reflexión que nos concierne a todos.

Pero lo que me parece más delicado es el deslizamiento sutil, casi imperceptible pero con efectos terribles, que consiste en hacernos creer que lo más importante para que una institución pueda sobrevivir es su viabilidad económica, basada en «criterios objetivos» que deben derivarse de criterios fiables que se puedan contar y medir sin dificultad.

Sin embargo no podemos guiarnos por criterios «subjetivos» sobre la calidad de los cuidados a los pacientes, dado que no se pueden medir con facilidad y, por tanto, difícilmente podemos incluir en el terreno científico.

Los primeros aquí citados cumplen con su cometido; los segundos pierden su tiempo en escuchar, acompañar y reunirse para intentar comprender, y todo eso para nada, puesto que la mayor parte de nuestros pacientes son incurables.

Esta impresión que nos deja hoy nuestra realidad cotidiana profesional, llevará a la misma psiquiatra a responder que no sólo se trata de la división que pueda existir entre las funciones y criterios administrativos y clínicos, sino que, a veces, tiene la impresión de no sentirse escuchada, tal es el peso que lo administrativo ha tomado sobre lo clínico.

Si hablo de deslizamiento apenas perceptible pero muy peligroso es porque el intercambio de opiniones al que acabo de hacer alusión, tiene y ha tenido lugar en un equipo muy sensible a todo lo que concierne un «humanismo», una psiquiatría con clara orientación dinámica y siempre a la escucha y disposición de los pacientes. Nadie, ni el director médico presente en la reunión, dio por cerrada la cuestión. Él mismo propuso que dichos análisis continuaran en encuentros posteriores.

La diferencia entre «establecimientos» e «instituciones», (diferencia que se hace dentro de la conceptualización aportada por la psicoterapia institucional) cualesquiera sea esta, no reside en los problemas que aparecen en cuanto a su funcionamiento —que son bastante parecidos en toda colectividad—, la diferencia aparece, sobre todo, en los medios que cada colectivo se da para tratarlos y, si es posible, resolverlos.

Siempre nos deberíamos plantear la cuestión de qué es lo que hacemos en dicho lugar, para qué y qué organización ponemos en marcha para cumplir o acercarnos a dichos objetivos.

Los criterios de eficacia, en lo que concierne a las instituciones psiquiátricas y a la evolución terapéutica de sus pacientes, no pueden resumirse en medir el tiempo que deben estar, *a priori*, hospitalizados, ni mirar sólo los números que deben ajustarse a lo previsto únicamente en lo que concierne a una buena gestión administrativa que también debe existir para que dicho lugar pueda sobrevivir.

Pero la diferencia con otros lugares y la complejidad de un hospital, y en especial un hospital psiquiátrico, hace que sea imposible trabajar únicamente con dichos parámetros. Incluso el presidente Sarkozy habló en una ocasión sobre la necesidad de terminar con «la religión de los números», en un discurso en el que se presentaba un estudio sobre «los sistemas de control para unos mejores éxitos y resultados».

En torno a esta misma problemática, el señor Olivier Saulpic, profesor y coordinador del Departement Contrôle et Pilotage des Organisations - ESCP Europe, Campus de Paris, hace algunos comentarios bastante interesantes sobre dicho estudio:

Las prácticas de control en materia de resultados en las empresas, servicios y organismos públicos, tienen un gran impacto sobre los individuos. Si los resultados son estructuralmente multidimensionales no podemos sintetizarlos, para controlarlos, en un único instrumento. Cada vez es más difícil defender que las empresas deben ser medidas solamente por su valor en bolsa y más en el caso de los hospitales, para los que incluso la definición de resultado es muy problemática; traducirlo por un número limitado de indicadores es, pues, imposible.

Si estamos de acuerdo en que un único criterio para medir resultados no existe, tendremos que buscar y poner a nuestra disposición una evaluación multicriterio.

En la búsqueda de un equilibrio difícil entre, por una parte, la necesidad de simplificar y, por otra, el carácter irreductible de la complejidad del resultado, el riesgo actual es más el exceso de simplificar, que a veces llega a «un simplismo absurdo», que la búsqueda de una cierta objetividad.

La evaluación de los resultados comporta siempre una parte irreductible de subjetividades que deben ser tenidas muy en cuenta en la concepción misma de su puesta en marcha. Hay que integrar los límites de la simplificación para buscar la objetividad.

Al tiempo que leía dicho artículo, recibí el programa para un congreso que tuvo lugar en 2010, organizado por una facultad de psicología y ciencias de la educación y por una fundación de investigación. El tema era: «La gestión clínica en salud mental», y en el argumento del programa podíamos leer:

Se impone (dicha gestión se impone ¿por quién, cómo, por qué?), en el contexto de la salud mental en estos últimos años, la calidad, la eficacia y eficiencia como requisitos indispensables para las intervenciones clínicas, su planificación y su gestión.

Y los organizadores del evento concluían:

Debemos acostumbrarnos a pensar en los pacientes y sus familias, pero adaptándonos a pruebas científicas, negociando con los gestores y administradores para poder responder mejor a criterios de acreditación y para estar más al día de todos los avances innovadores. Para encontrar las llaves (¡porque aparentemente existen!) que nos permitan mejorar la eficacia en todos los dispositivos hospitalarios.

Dichas jornadas estaban dirigidas a todo profesional que tuviera responsabilidades en el terreno de la salud mental o que, simplemente, trabajase en un medio hospitalario; el comentario, como podemos comprobar, es de una gran modernidad en su presentación e impregnado de una objetividad científica que puede resistir cualquier prueba.

A pesar de las críticas en relación a la evolución de los cuidados psiquiátricos, no significa que los años anteriores no merecieran crítica también.

En los años 70 la lógica contable no estaba de moda —tampoco era lo más importante— y el enfermo y sus instituciones vivían un período muy dulce donde toda creatividad era hermana gemela de la locura. Lacan —como recordábamos con anterioridad— declaraba que «el loco era aquel que más cerca se encontraba de la libertad».

En las instituciones casi nadie medía nada y aún menos el tiempo. Los hospitales psiquiátricos eran asilos más o menos humanizados, y los descubrimientos y pistas abiertos por el psicoanálisis, la psicoterapia institucional, la comunidad terapéutica en Inglaterra, el movimiento de la antipsiquiatría en Italia, etc., estaban muy ligadas a dichas orientaciones, a la personalidad y a la orientación clínica del director o médico jefe de cada institución. Las dificultades y las críticas en el campo operatorio de la psiquiatría no vienen de ayer. Siempre han estado presentes a lo largo de la historia de la locura, como las instituciones que la han acogido, con frecuencia encerrado y rara vez tratado como enfermedad.

Si el origen de lo que podemos llamar «instituciones» para enfermos mentales es relativamente reciente (gestionadas, sobre todo, a partir de la Edad Media por la caridad de órdenes religiosas diversas), las formas de aceptación y rechazo del loco y de su locura, ya tenían una larga historia. También podemos constatar que, desde su origen, se ha cuestionado si la psiquiatría formaba parte o no de la ciencia médica.

Desde el inicio de su aparición, muy unida a la naturaleza y a fuerzas desconocidas, la locura no podía venir de otros lugares que no fueran «fuerzas divinas». Aparece así como un desorden pero, al mismo tiempo, como una riqueza, debido a ese lazo con lo divino.

Por lo tanto, toda terapéutica posible sólo podía venir de los representantes de lo divino, con el fin de purificar el lado impuro que se manifestaba en el hombre a través de su enfermedad. La estrecha relación entre locura y falta (pecado) estará siempre latente en el imaginario popular, con las consecuencias de rechazo y miedo ya conocidos.

La locura, entendida y acogida como una patología, con una mirada profesional, es un fenómeno que aparece en el siglo XVII. Y, a diferencia de la medicina general, la psiquiatría siempre ha estado en deuda y ligada con ideologías varias y diversas.

Nunca debiéramos olvidar esta fragilidad, siempre presente. Su camino se encuentra entre una ética que nos acerca al enfermo y a sus necesidades y la tarea de guardia y contención del orden público, siempre en peligro por los desórdenes que nos trae el loco con su locura.

Desde un punto de vista médico y clínico, también hemos asistido a una doble mirada sobre la locura:

- O bien la enfermedad se encuentra en el cuerpo, y toda terapéutica sólo podrá ser eficaz procurando apaciguar el síntoma físico (y al hombre concebido, sobre todo, como un componente químico y biológico).
- O bien el hombre también es un «compuesto de humanidad» y el enfoque terapéutico deberá tener en cuenta un contexto que va mucho más allá del cuerpo. Incluso en el caso que el cuerpo sea el único depositario del síntoma, el hombre sigue siendo, pese a todo, el sujeto del origen de sus síntomas y del lenguaje para descifrarlos.

Por desgracia no hemos avanzado demasiado, cogidos y atrapados unos y otros por ideologías diversas que nos impiden una mirada exclusivamente clínica hacia el paciente.

No olvidemos las prerrogativas de la Inquisición para hacer desaparecer todo desvío social, religioso o patológico, imponiendo la ley y las normas de la todopoderosa Iglesia católica. El demonio era la única causa del mal y los enfermos aparecían, con mucha frecuencia, poseídos por él y, por la misma lógica, debían de ser castigados; y, si no era suficiente para la desaparición de dicha posesión, quemados con ella.

La Inquisición tuvo su origen y puesta en práctica en 1258 con el Papa Alejandro IV.

Debemos esperar al Renacimiento para que el hombre y su locura encuentren algo que tenga que ver con el valor de lo humano. Pero esta libertad volverá a desaparecer a lo largo del siglo XVII con evidentes signos de exclusión de todo aquello que no se adaptara a las normas establecidas en lo social, en lo económico y en lo moral. Los vagabundos, los sin techo, los leprosos, serán excluidos de toda vida social y encerrados sin diferencia alguna. El decreto de Luis XIV tiene como propósito el control de los mendigos, enfermos mentales y todo tipo de inválidos que pululen e infecten las calles de París. Hoy sin embargo, nuestra moda «comercial» nos lleva a que un mayor número de ellos esté y se quede en la calle, sin lugar de acogida alguna; sólo «algunos privilegiados» estarán en la cárcel o lugares específicos de tratamiento por algún tiempo, si su evolución se lo permite o por el peligro social que representen.

Un poco más tarde el loco, con su locura, vuelve a cierta libertad. Pero se le encerrará, como en épocas anteriores, como único responsable de los desórdenes sociales..

Pinel, en 1789, aparece como uno de los libertadores, con una mirada clínica en un medio social y hospitalario donde los enfermos mentales son tratados aún como esclavos y encerrados en lugares con métodos muy degradantes para el hombre en general y para el enfermo mental, en particular.

Es en este contexto en el que aparece en Francia la ley de 1838 que protege a los locos de la sociedad por primera vez así como también sus bienes y sus derechos, inexistentes hasta ese momento.

Ya en el siglo XIX, con el auge del positivismo la psiquiatría no puede perder el tren de la «objetividad» y así, en 1820, Esquirol y más tarde Kraepelin se lanzan hacia una observación objetiva y científica de los enfermos mentales, con el fin de descubrir, a través del funcionamiento biológico y químico del cuerpo y del cerebro humano, las causas posibles de la locura y su tratamiento.

Freud, siguiendo el mismo camino de búsqueda de una objetividad científica, se encuentra confrontado al fenómeno histérico y a su imposible entendimiento y comprensión a través de la huella biológica que se buscaba en el cuerpo. Este callejón sin salida, este muro que encuentra en su camino hacia el descubrimiento de la verdad en cuanto al origen del síntoma, le lleva a buscar y perderse por otros caminos y soluciones posibles, hasta el descubrimiento, por casualidad, del inconsciente y de su dinámica.

En la sociedad occidental actual, la locura se ha convertido, para un gran número de profesionales, en un negocio en el sentido más amplio de la palabra, en el que el cuerpo es su única sede y la química se presenta como la única arma terapéutica útil, eficaz, y apropiada.

Somos cada vez menos los que pensamos que los desórdenes psíquicos tienen algo que ver con fenómenos inconscientes que nos han dejado huella y que es en torno y a través de la palabra y al lenguaje que podemos acercarnos a los recuerdos de dicha huella, encontrando así, quizás, otros posibles caminos terapéuticos.

El movimiento conocido como Psicoterapia Institucional ha elaborado siempre el terreno de trabajo de tal forma que se pueda facilitar la aparición de cualquier saber reprimido. A los lugares para hacer posible que todo lenguaje pueda liberarse, les llamaremos «instituciones de tratamiento».

Utilizamos aquí el término «institución», en el sentido dado por los componentes del movimiento de psicoterapia institucional desde su inicio; es decir, como *lugar en el que lo más importante es crear y mantener espacios disponibles para que intercambios múltiples y variados sean posibles, sobre todo para los pacientes psicóticos y también para los profesionales que los acompañan.*

A pesar de la mala imagen de las instituciones psiquiátricas y la escandalosa disminución que hoy constatamos de los medios para trabajar en ellas sigo creyendo, sin rubor alguno, desde mi historia con la clínica psiquiátrica, que dichos lugares siguen siendo absolutamente necesarios para nuestros pacientes con problemas psíquicos. Lugares diferentes, dependiendo de su patología y de los momentos distintos por los que atraviesa su evolución.

Lugares para aislarles y protegerles del exterior, como también para defenderles de su interior delirante; lugares para encerrar y proteger al paciente de sus síntomas, tan peligrosos a veces para ellos mismos como para su entorno, pero también, lugares y momentos para poder escuchar, acompañar su sufrimiento, sin jamás olvidar que dichos lugares, su tiempo y sus objetivos, son sólo medios para ocuparnos mejor del sujeto enfermo en toda su complejidad.

Lugares que deben ser diferenciados teniendo en cuenta la evolución de su patología; defender la existencia de dichos lugares no creo que sea un *a priori* ideológico cuando, como profesionales, hemos convivido con la enfermedad mental y con quienes la padecen.

La diferencia, el abanico amplio de la cadena en la patología mental, nos lleva a exponer dos constataciones:

- Por un lado, se nos quiere llevar cada vez más y con más fuerza hacia una patologización de gran parte de nuestros ámbitos de vida cotidiana, intentando acostumbrarnos con gran naturalidad a una terminología como, por ejemplo, trauma postvacacional, complejo de los abuelos, niños hiperactivos por todas partes, y no hablemos de la vulgarización, para hacerla más agradable, de la bipolaridad.
- Y por otro, nos encontramos con enfermos y enfermedades graves y crónicas, conocidas por todos los profesionales, que cada vez son derivadas con mayor facilidad hacia el ámbito social como lugar de acogida y tratamiento, incluso a hoteles, y si no, a

espacios públicos como puede ser la calle ¡y también con frecuencia a la cárcel, para poderles tratar mejor!

Hay un dicho catalán que dice «Dios nos guarde de locos en lugares estrechos»[20]. Hoy lo hemos entendido tan bien que muchos están al aire libre, en la calle, lugares muy amplios... Pero dejados y acompañados sólo de su interior, un interior a veces muy amenazante para ellos, sin apenas ayuda, muy estrechos y angustiados en dicho habitáculo, solos con su propia enfermedad y con su propia miseria.

En este momento de mi reflexión —y hablando de lugares necesarios y diversos en la trayectoria de un enfermo mental y su evolución— quisiera decir dos palabras a propósito de un servicio que se puso en marcha como consecuencia de una constatación clínica que se repetía. La iniciativa corrió a cargo del doctor J. Vegue, director médico de los servicios del Centro de Psicoterapia de Barcelona (CPB), en los cuales ocupo la función de supervisor clínico e institucional desde hace ya algunos años.

El servicio de urgencias del hospital con el que colaboramos «no podía» contener por mucho tiempo a los pacientes que se presentaban con intentos de suicidio y, a veces, con graves repeticiones en sus intentos. Después de pasar algunas horas en urgencias, los pacientes eran dados de alta y regresaban a sus domicilios sin que sus médicos de cabecera supiesen qué apoyo podían brindar. Las «crisis de urgencia», se repetían continuamente.

En el nuevo Programa de Acogida Rápida (PAR), pusimos en marcha un servicio de acompañamiento durante todo el día, para un grupo que no superara los nueve pacientes, todos viviendo en su domicilio.

Les proponíamos actividades, entre ellas dos grupos de

---

20. *Déu ens guardi de bojos en lloc estret.*

palabra a la semana, y ofrecíamos una gran disponibilidad, tanto del psiquiatra como del enfermero responsable del grupo. Al inicio de este servicio, insistí en que los pacientes pudieran disponer de un espacio —que yo mismo conduje durante algún tiempo— que podría denominarse «de palabra libre». La finalidad de este grupo era posibilitar que los pacientes hablaran de «su crisis», con el fin de que pudieran entender algo de lo que les llevaba a dichas repeticiones mortíferas e intentar sensibilizarles, y también responsabilizarles, de lo que les ocurría, para que su demanda no pasase forzosamente por la repetición de su síntoma.

El otro grupo, animado por el psiquiatra coordinador del servicio, debía permitir intercambios sobre las problemáticas diversas que pudieran aparecer durante su hospitalización de día.

Una encuesta que se les propuso con posterioridad a su paso por dicho servicio, nos reveló que el 90% de ellos había señalado como su prioridad el grupo de palabra libre y las entrevistas individuales con su psiquiatra. La necesidad de una escucha, de un lugar significante para darles la oportunidad de una palabra nueva era, al parecer, lo más importante para la mayoría de ellos.

Había pacientes, según ellos mismos manifestaban, que tenían la impresión de ser escuchados por primera vez tras pasearse, durante años, por los meandros de diversos servicios psiquiátricos con los mismos síntomas. Poder despertar a otra mirada sobre sí mismos, verse diferentes, aunque no fuese agradable; poder quizás, incluso, prescindir de alguna medicación, no excluía el trabajo doloroso de poder abandonar síntomas. De ahí las grandes resistencias que aparecían, sobre todo, al inicio del tratamiento.

El objetivo que tenía dicho espacio era que cada uno

pudiera hacer, a su ritmo, una sensibilización que les permitiera poder hacerse cargo de sus propios síntomas sin dejarse ir a una crónica repetición. Poder descubrir que hay otra forma de manifestar una demanda, abandonando ese lugar «de objeto» que se pasea para ser visto, sin otras perspectivas que volver a repetir el mismo trayecto con la misma finalidad.

Pero esta sensibilización nos obliga a una gran prudencia. Es preciso, por ejemplo, que el paciente tenga los medios de continuar dicho trabajo al ser dado de alta de nuestro servicio, trabajo lento y difícil, que requiere tiempo después de los dos o tres meses pasados en nuestro servicio. Delicada tarea la de ayudar a alguien a despertar... Si después no puede seguir enfrentándose con lo que de sí mismo ha empezado a percibir.

En la dinámica de la reunión, aunque nunca es fácil, debemos garantizar y sostener el marco para que cada uno, a su ritmo, pueda hacer su camino.

Y, si bien no hemos asistido a la aparición de milagros, sí podemos afirmar que hemos asistido a la aparición de algunas sorpresas, lo cual nos debe animar a intentar abrir nuevas vías y posibilidades de espacios diferentes, en los que la mirada del sujeto-paciente pueda movilizarse sobre su síntoma.

Como el origen, la historia y el tiempo que cada uno ha vivido con sus síntomas son muy diferentes, las consecuencias de sus palabras sobre sus síntomas también lo será.

Hubo casos, incluso, para quienes el grupo no parecía una buena indicación, y lo manifestaban claramente y con dolor:

Hablar no me sirve de nada, es mejor que intente olvidar.
No quiero hablar ni tampoco escuchar nada de los demás.

A pesar de la posibilidad que se les ofrece para poder decir el sufrimiento que padecen como consecuencia de los síntomas acumulados a lo largo de su historia, algunos preferían no despertar recuerdos y seguir intentando olvidar. Con mucha prudencia y tiempo, aunque ciertamente no disponemos del tiempo necesario adaptado al ritmo de cada uno, yo les señalaba que si sus angustias, crisis y sufrimientos varios se repetían, era también una señal inequívoca de que algo había en su «interior» que no les olvidaba y volvía así repitiéndose:

Hay momentos para poder saber
y hay otros momentos, para querer saber
y otros, en los que hay que saber esperar.

Sobre todo, si no disponemos de la posibilidad de un acompañamiento adaptado al ritmo y sufrimiento de cada uno.

A pesar de evidentes contradicciones, e incluso de no muy buenas indicaciones para nuestro servicio, creo que para la mayoría de pacientes —como así lo manifestaron— fue un momento beneficioso en el camino de su enfermedad. De ahí el interés, a mi entender, de poder ofrecer instituciones diferenciadas para momentos distintos, en función de la evolución del paciente.

Por otra parte, y dejando de lado esta experiencia que acabo de comentar, hemos querido también introducir un grupo de palabra, pero para unos pacientes completamente distintos desde el punto de vista de su patología.

Se trata de un grupo de pacientes crónicos graves, la mayor parte de ellos con esquizofrenia y psicosis, que viven en residencias gestionadas por el CPB y financiadas por los servicios sociales. Debemos aclarar que la gestión liberal actual exige, «para recibir una financiación», que los enfermos mentales crónicos no dependan ya de sanidad, puesto que ya no son enfermos, sino sólo sujetos aptos para una reeducación o una rehabilitación social. Con esta lógica, los enfermos mentales son ciudadanos que se encuentran con algunos problemas de rehabilitación y que, tras unos ejercicios de readaptación, podrán volver a la sociedad, al mundo exterior en el que enfermaron. Para nosotros, cronicidad no quiere decir ni mucho menos desaparición de la patología y, por lo tanto, deberían depender siempre del departamento de sanidad. ¡Como si las consecuencias sociales de una patología mental pudieran compararse a la incapacidad tras un accidente de tránsito!

Con la misma lógica, también podemos afirmar que ya no hay niños que presenten síntomas psicóticos; sólo hay alumnos con dificultades escolares y educativas. Sin embargo, hemos apostado por otra política en los centros del CPB, la de facilitar lugares de palabra en dichas residencias, a pesar de lo aparentemente absurdo e inútil de esta postura, ¡proponiendo dichos espacios para pacientes crónicos sin porvenir!

¿Por qué? Porque pensamos, como consecuencia de una clínica diaria al lado de los enfermos, que todo paciente, cualquiera que sea su patología, siempre tiene algo que decir o manifestar sobre sí mismo y sus síntomas, y lo primero para que pueda manifestarlo es darle la darle la posibilidad de hacerlo en un espacio adecuado.

Por el mero hecho de poner a su disposición esos lugares de palabra, los efectos, por sorpresa, a veces aparecen. Enfermos que casi nunca hablaban, comenzaron a expresarse, y los más autistas de entre ellos encontraron algo, aunque no sabemos qué, pero su asistencia a dicho lugar era constante, pese a que no era obligatoria.

El equipo que se ocupaba en lo cotidiano de dichos

pacientes creía encontrar, en algunas de sus reacciones, algo inesperado.

Teníamos que trabajar en el equipo para convencernos que no hay milagros sólo gracias a la existencia de dichos espacios o a las grandes virtudes técnicas de quien anime dichas reuniones. Yo mismo, a veces sólo puedo constatar dichos efectos como consecuencia de palabras liberadas, pero no siempre sé ni sabría explicar el porqué dichas palabras y efectos se dan aquí y ahora.

Pero sí puedo afirmar que es preciso un espacio para que dichas sorpresas sean posibles y también es necesaria una presencia en dicho espacio.

¿Son acaso condiciones suficientes para que lazos transferenciales, aunque frágiles e intermitentes, sean posibles y que pequeñas flores puedan aparecer?

Condiciones suficientes, no lo sé; necesarias, sin ninguna duda. Pero, ¿por qué ocurre algo aquí y no en otro lugar, y ahora, no antes o después? Pienso que si los espacios y una presencia son necesarios para la emergencia de algo nuevo, el deseo debe sentirse en el ambiente.

Pero el deseo no lo podemos transmitir como si de un objeto cualquiera se tratase; sólo podemos hacer que aparezca a través del testimonio de nuestra práctica clínica comprometida para que así pueda ser creíble (hablaremos de ello más tarde en el capítulo dedicado a *la transmisión*). Con frecuencia, hay momentos en los que la cronicidad también nos acecha y, más aún, si nuestra práctica cotidiana discurre con pacientes crónicos graves.

Cuántas veces nos preguntamos ¿qué hago aquí, para qué sirven mis actos, para qué mi presencia? Y, con todo, los pacientes están siempre esperando una presencia que pueda dar otro sentido a la suya si, como decíamos, algo del deseo viene a romper una cronicidad mortífera.

El respeto, una palabra posible, una presencia que

garantice una calidad en la escucha, nada tienen que ver con una rehabilitación y con una posible resocialización a las que con mucha frecuencia dirigimos a nuestros pacientes, quizás porque no han sabido convertirse en enfermos agudos por quienes la ciencia se podría interesar.

¿Queremos darles la posibilidad de ser sujetos de algo que les concierne «o sólo objetos» porque esa posición nos da tranquilidad?

El caso tratado en una reunión, a propósito de una joven paciente, llevó al equipo a poderle proponer un apartamento terapéutico a la salida de su hospitalización.

Nos parecía el mejor medio para que ella pudiera continuar su tratamiento y, al mismo tiempo, inscribirse en un proyecto de reinserción profesional. Pero para que la paciente pudiera obtener una plaza en un apartamento terapéutico, ¡tenía que obtener un certificado de invalidez!

Deberíamos, pues, indicarle que, al mismo tiempo que creíamos en su mejora poniendo en marcha el proyecto de reinserción, la teníamos que señalar como incapaz, ¡que estaba invalidada para dicho proyecto!

¿Sólo es posible una rehabilitación para los enfermos mentales crónicos? ¿Dónde ponemos, pues, los medios para que todo paciente no se convierta en crónico? ¡Como si no debiéramos, desde nuestra posición y función, proponer y creer en otras posibilidades para ellos, aunque sólo fuera otra calidad de vida como enfermos! Una calidad de vida que puede ser muy diferente si los abandonamos a su suerte, olvidados de todos, pensando siempre en que nada podrá cambiar su existencia. Pero también constatamos que si nos ocupamos, su cronicidad tampoco será la misma, ni tampoco su forma de vivirla.

No podemos decir que es consecuencia únicamente de la administración y de quienes la dirigen. Hace tiempo que venimos abonando el terreno.

Ya desde los años 80, comenzaba en Francia el desmantelamiento de lo que llamamos psiquiatría del sector, con la desaparición progresiva de numerosas camas de hospitalización, sin verdaderas alternativas a un posible ingreso. Esta desaparición progresiva de medios terapéuticos se acompaña, paralelamente, de una política que quisiera hacer desaparecer a los propios enfermos y a su enfermedad. Entre los «disminuidos» que se envían a una posible inserción social, los que dejamos o reenviamos a la calle mientras no pongan en peligro el orden público, y aquellos que terminan en la cárcel, vivimos en una sociedad que goza de muy buena salud ¡y nosotros sin saberlo! ¿Tenemos que recordar que un 25% de los que están en la cárcel tienen una patología mental grave?

La Secretaría General de Instituciones Penitenciarias en España nos recordaba hace poco, en una entrevista radiofónica, que las cárceles eran lugares inapropiados, carentes de medios. No existía ninguna política real preventiva que evitara, en algunos casos al menos, la llegada a las mismas de dichos pacientes. Un lugar, pues, más propicio para que aumente la gravedad e incluso el origen de nuevas patologías psiquiátricas, que un lugar que propicie tratamientos apropiados.

En Francia la situación no es mejor. Hay un 17% de psicóticos en la cárcel, 7% de esquizofrénicos, lo que arroja un porcentaje siete veces superior a la media que encontramos en el medio social normal. En la cárcel de Fresnes, hay un 25% de psicóticos y en las admisiones muchos llegan ya con una patología y con una historia de hospitalizaciones psiquiátricas importante. Como vemos, espacios que instituimos como lugares de cura los hay por todas partes, pero debemos desconfiar de las banderas que se ponen, o ponemos, a las puertas de las mismas, nuevas o antiguas, y que sólo sirven para ocultar nuestras miserias o nuestras comodidades.

La bandera es útil para reunir y acoger a los de un mismo origen, ideas, etc., para defender incluso una causa común y, a veces, para luchar para defender nuestro territorio y nuestra propia identidad.

Pero nuestra identidad como profesionales debe ser la de abrirnos a todas las identidades y sufrimientos para poderlos escuchar y servir mejor. Lo esencial no debe ser defender el color de nuestra patria, sino estar a la escucha del sufrimiento de cada uno para que, quizás, algunos puedan reencontrarse con algunos elementos de su propia identidad desparramada.

Siempre es más fácil tener una bandera detrás de la cual nos podemos refugiar y esconder (tales como psicoanalista, psicoterapia institucional, etcétera) que ponerse en contacto con el otro, con los otros, con todos los riesgos de descubrir así nuestros propios límites y nuestras propias miserias.

Gente importante del mundo de la música como Paco Ibáñez y Georges Moustaki, vinieron a dar un concierto a Barcelona con el título publicitario: «aún nos queda la palabra», y en la prensa del día siguiente ellos mismos comentaban el placer que habían sentido al reencontrarse de nuevo, oyéndose y «repitiendo entre nosotros», decían, «cosas del pasado».

Tanto los enfermos que tratamos como los profesionales que los cuidamos debiéramos seguir la misma dinámica que se origina en los conciertos. Como dicen casi todos los artistas, son necesarios lugares y tiempos para verse y poder repetirse. Sin tiempo para poder repetir, no hay espectáculo, y menos aún serán posibles las sorpresas que del espectáculo puedan surgir.

Si tememos las «sorpresas» que al repetirnos puedan aparecer, recordando anécdotas atemporales de nuestras vidas, eliminamos al mismo tiempo toda posibilidad para que emerjan otros hallazgos y permitir así que nuestro deseo permanezca despierto.

La cronicidad está continuamente al acecho para ocupar el lugar que la ausencia de un espacio para repetirse dejaría libre.

No olvidemos que «el exterior», en oposición a lo que pudiera parecer el interior y la hospitalización, no siempre es sinónimo de salud y libertad, aunque tan de moda esté hoy en nuestro medio profesional. Todos los que estamos en el exterior y en aparente libertad, somos posibles enfermos.

Es en el «exterior social» donde se organiza y prepara el material patológico de cada uno de nosotros.

La verdadera ciencia psiquiátrica de hoy, como los laboratorios y círculos de investigación universitaria, no tienen como objeto de investigación la cronicidad de los enfermos mentales. Una cronicidad que debiera ser seguida y atendida de cerca, según el camino que en su momento marcara en Francia la psiquiatría de sector que, por cierto, se encuentra también ahora en grave peligro de extinción, al igual que la psicoterapia institucional que la había sustentado con su aportación teórico clínica.

La sociedad, casi al completo y, con más razón, los familiares y personas próximas a los enfermos mentales, viven los lugares de hospitalización como lugares de segregación, y casi nunca como lugares de cuidados y de tratamiento apropiado. ¡Todos los enfermos estarían mejor en el exterior!

Pero resulta que para algunos pacientes, dicho «exterior» es y les parece con frecuencia, peligroso. Todos hemos podido constatar cómo cuando el día del alta se aproxima, vuelven a la superficie formas diversas de regresión y, a veces, con violencia, para seguir arropados en el interior hospitalario.

Recuerdo el caso de un paciente para quien el exterior representaba un lugar donde su padre había encontrado las razones y medios para poner fin a su vida, y lo mismo hicieron algunos otros miembros de su familia. Cuando se acercaba la fecha de alta marcada por el equipo que se cuidaba de su evolución patológica, consiguió hacerse con una pistola de plástico, cuya apariencia era difícil de diferenciar de una de verdad, y se fue a amenazar con ella a la bibliotecaria del hospital. El enfermo, con una sonrisa irónica, añadía, después de haber sido «desarmado»:

He conseguido asustaros y con ello puedo seguir hospitalizado.

Otro paciente, viendo que «el exterior avanzaba inexorablemente hacia él», prefirió adelantar dicho futuro tirándose al metro. Este paciente no supo encontrar el fallo en el sistema que debía ocuparse de él, como el paciente de quien hablábamos antes.

Cada uno, a través de nuestra experiencia con la clínica psiquiátrica, podrá constatar que se necesitan lugares diferenciados para acoger y, al mismo tiempo, mecanismos diversos para resistir a los movimientos varios que nos empujan hacia una cronicidad mortífera y segregativa. Pero, en nuestro trabajo, sabemos que «resistir» no es siempre suficiente ni satisfactorio. Tenemos que salir más a menudo de las trincheras cómodas y conocidas, y aventurarnos con los enfermos hacia caminos que sólo se hacen al andar, sin temor a los obstáculos y sorpresas que puedan aparecer. Lo repito una vez más: *la reflexión permanente sobre la práctica —que llamamos análisis institucional— es fundamental y estructuralmente necesaria para nuestro trabajo.*
Sin dicho análisis permanente de nuestra práctica es

muy difícil, por no decir imposible, poder imaginarnos lugares de intercambio y de encuentro. Tosquelles añadía, en una reflexión de un artículo que aún está pendiente de publicación:

> Sin esta reflexión y sin este análisis, temo que el orden aparente que describimos en los objetos e instrumentos institucionales haga olvidar a los diversos actores de la escena psiquiátrica que nos escuchan, el necesario recorrido personal en nuestro trabajo. En caso contrario, ya les puedo asegurar que van a estrellarse violentamente contra arrecifes y escollos que irán apareciendo entre la niebla de su propia ignorancia. Aunque quizás se achacarán estos accidentes del camino a la incomprensión, a la falta de colaboración, incluso a la traición y otras muchas dificultades que tienen su origen en los otros, o incluso, en la sociedad en general.

Esta reflexión le llevará a precisar, a propósito de la ciencia, que:

> La relatividad teórica con la que se trabaja, esta aparente relatividad, no se opone al rigor indispensable de los conceptos que aquí intento articular. Articulación siempre en relación directa con la situación concreta que ha permitido dicha elaboración y dicha articulación.
> La ciencia evoluciona con eficacia en la medida en que se aleja de las interpretaciones ideológicas que la invaden por todas partes. Avanza y crece con el trabajo de reelaboración crítica permanente de nuestro trabajo y de nuestra experiencia. Se trata de una actuación y reflexión paralelas a la acción de transformación de nuestro campo de trabajo.

Deberíamos —como hizo Freud cuando encontró en su camino el gran obstáculo que representaba la transferencia en la cura— saber transformar el obstáculo en herramienta y palanca que nos pueda ayudar y permitir continuar nuestro camino de reflexión.

Uno de los obstáculos o excusas que encontramos en nuestro camino teórico-clínico, es saber si, para enfermos muy graves e incapaces de manifestar una demanda, merece verdaderamente la pena poner a disposición lugares de palabra y escucha para sus decires. Pero también tenemos que añadir, inmediatamente, que si parte de ellos, por su patología, fueran capaces de exponer una demanda, su situación no sería de tal gravedad.

Pero espacios de palabra... ¿para escuchar qué? Pensamos que en el lugar del vacío que les llena y les separa de los demás deberíamos poder diseñar, en el interior de cualquier institución, caminos variados que faciliten encuentros y potenciales demandas, a través de posibles hilos transferenciales.

El camino «del loco con su locura» aparece, para la mayor parte de los ciudadanos, como un camino que no tiene ni objeto ni sentido: podría dar vueltas eternamente si le dejáramos solo y abandonado a su suerte.

Me acordaré siempre de un adolescente esquizo-catatónico que, saliendo de su tienda de campaña durante la noche, en un periodo de vacaciones, «se olvidó» de dar la vuelta después de hacer pipí para volver a su tienda y acostarse de nuevo. Se fue derecho sin poder volverse, se fue hacia ningún sitio para encontrarse con la muerte en su caminar. En efecto, fue un caminar patológico... Pero también es cierto que estaba solo. Fue encontrado días más tarde en medio de unos trigales, encogido sobre sí mismo en posición fetal y no muy lejos de la tienda de campaña que compartía con otros compañeros. Ya vemos la suerte que les podemos reservar a todos aquellos que están en la imposibilidad de manifestar una demanda, si no les acompañamos por caminos que debemos acondicionar para ellos.

Una institución para psicóticos graves debería ser un lugar concebido para construir e inventar posibilidades diversas que permitan nuevos «injertos de transferencias» como diría Gisela Pankow. Injertos que, quizás, puedan prender, para que algo del mismo paciente pueda reaparecer o aparecer por primera vez, aunque lo que entendemos por transferencia con estos pacientes sea como los «aneurismas», tan frágil y delicado que, en cualquier momento, sin saber muy bien ni el cuándo ni el porqué, pueda estallar o hacer desaparecer a quien lo lleva como posibilidad.

Como ya decía anteriormente, dichos espacios facilitarán encuentros posibles, siempre y cuando exista una presencia.

Pero no cualquier tipo de presencia, porque no es suficiente estar, como decimos, «de cuerpo presente». La llamada «neutralidad» en el espacio psicoanalítico —y no solamente en el— no puede ser aplicada del mismo modo con los pacientes de los que estamos hablando. En muchos casos, dicha neutralidad llevada al extremo, puede ocasionar la muerte si esperamos por su parte una demanda imposible que no aparece ni siquiera para cubrir sus necesidades más elementales (retomaré este tema de la neutralidad en el capítulo VI, dedicado a la supervisión). Nuestra neutralidad debe permitirnos hacer el payaso ocasionalmente, haciendo signos con la voz, con la mirada, con las manos, para llamar la atención a la mirada perdida del otro, y que así pueda mirarnos, encontrarnos, haciendo posible algún paso en nuestra compañía y gracias a ella. Si, en efecto, hay momentos para hacer signos y llamadas, sosteniendo una presencia de calidad por nuestra parte, marcando la diferencia con una cierta neutralidad que puede parecer abandono, hay otros momentos en los que debemos tener cuidado para que nuestra presencia no dificulte una posible demanda por su parte.

Nuestro deseo no debe imponer ni el camino ni la dirección que el otro debe tomar. Debemos favorecer el camino muy personal y singular que el otro vaya cogiendo. No somos propietarios del «camino del otro»; aunque ayudemos a crear caminos y rutas diversas, cada uno debe andar el suyo. Nuestro *saber-hacer* debe plasmarse, sobre todo, en un *saber-estar* sin impedir que el otro, buscando, pueda encontrar.

No podemos olvidar que el saber está en el otro, aunque lo ignore, y esta verdad es cierta para todos y también concierne a los enfermos con patología grave.

Pequeñas flores y pequeños milagros pueden aparecer si trabajamos continuamente la tierra, el terreno y los caminos para que el recorrido del otro pueda ser más llevadero, sin olvidar nunca que el terreno más importante del que dispone el paciente o, al menos, debiera disponer, somos nosotros, en nuestra función de «cuidadores», con nuestra presencia y disponibilidad, con y por lo que representamos para el otro.

Tosquelles me comentaba un día, mirando una procesión de Semana Santa durante las jornadas psiquiátricas en Reus, que la fiesta de Pentecostés no consistía en celebrar el don de lenguas que Dios otorgó a sus apóstoles y que cayó ese día sobre sus cabezas en forma de «lenguas de fuego» diciéndoles al mismo tiempo que ya podían ir por el mundo entero a predicar la buena nueva, pues ya hablaban todas las lenguas. Me decía que lo que Dios les dejó como don milagroso no fue el hablar todas las lenguas, sino la gracia de «poder escuchar la lengua de cada uno» y que ese era el verdadero milagro.

Los enfermos que construyen sus itinerarios deberán poder apoyarse en «objetos» que la institución vaya poniendo a su disposición para que otro lenguaje posible que el atrapado en sus síntomas pueda aparecer. Todo trabajo institucional debe estar orientado a la posible aparición de otros lenguajes para el paciente.

Hubo acontecimientos que dejaron huellas que han hecho descarrilar al sujeto en su itinerario. «Huellas mnémicas» las llamaba Freud, para hacer notar que nuestro aparato psíquico es un lugar donde inscripciones y huellas diversas se forman en capas, aunque cambien y se modifiquen con frecuencia. Nos lo explica a través de los intercambios permanentes entre los lugares que, topológicamente, nos ha descrito como consciente, preconsciente, inconsciente o bien, en la tópica posterior, *yo*, *superyó* y *ello*. Y serán las representaciones verbales las que harán de puente hacia el consciente, nos dirá Freud.

La calidad de una presencia debe de ser el soporte indispensable de ese lugar que llamamos transferencia, como puente para forjar la relación entre «huellas y síntomas». Hacer que sea posible dicho pasaje nos llevará, en un capítulo posterior, a hablar sobre el concepto de transferencia.

IV. Por una cronicidad viva

La cronicidad, a primera vista, la podríamos definir como «el tiempo detenido». Pero si queremos mirar más de cerca, acercando nuestro oído con atención, podemos percibir un movimiento continuo que se repite en el tiempo y con un ruido de fondo casi inexistente e imperceptible para los que pasan sin escuchar.

Porque para escuchar dicho ruido también necesitamos «medios crónicos», es decir, medios permanentes que duren en el tiempo, para que podamos seguir creyendo en sus posibles movimientos.

No es fácil hoy, cuando parte de la eficacia que se demanda de toda acción reside en acortar al máximo el tiempo de servicio prestado; y para ocuparnos de la cronicidad... es necesaria una larga y paciente espera.

¡Qué queremos!

En nuestro marco profesional constatamos una desviación de la noción de patología mental, sobre todo de la crónica, hacia la noción de handicap, precisando esta, únicamente, de una reeducación social. A estos hechos asistimos cada día con mayor frecuencia. Como si una gran parte de enfermos mentales, cuyos síntomas psíquicos tienen mucho que ver con la cronicidad de la cual aquí hablamos, no debieran ser sujetos de tratamiento desde un punto de vista clínico, sino más bien «objeto» de una reeducación que, por otra parte, aparece rápidamente como imposible.

En el contexto de una reunión clínica se presentó el caso de una paciente que ilustra bastante bien nuestro malestar.

Se trataba de una paciente con varios diagnósticos y todos graves: esquizofrénica y politoxicómana con un comportamiento psicopático y caracterial, acompañado de varias tentativas de suicidio y agresiones varias.

Después de haberse visto expulsada varias veces de los hoteles en que había estado y que se encontraban siempre geográficamente en el sector psiquiátrico al cual pertenecía, había conseguido, sin embargo, vivir algunos años en un centro al margen de su sector de referencia.

Expulsada recientemente de dicho centro junto a su marido por manifestaciones, actos de violencia y escándalos nocturnos varios como consecuencia de un alcoholismo sin fin, en ese momento se encontraba en la calle.

El hecho que careciera de «residencia» llevó, tanto al equipo psiquiátrico de su sector de origen como al del sector de sustitución, a no querer saber nada de ella, pues su caso no pertenecía a «nadie» que tuviera la obligación de acoger y seguir su tratamiento.

Después de aplicar los equipos esta lógica administrativa evidente y sin fisura legal, la paciente se presenta poco tiempo después en nuestro servicio agrediendo «al significante», fácil de señalar como causa de sus múltiples dificultades; es decir, a la asistente social del servicio que, como consecuencia de dicha agresión, no querrá volver a verla.

Tras encontrar un hotel por sus propios medios en el

distrito 17 de París, pasa un día por nuestro servicio, y le pregunta al enfermero que la recibe: «¿Dónde podré ir para que mi cuerpo descanse?» Unos días más tarde, se descubre su cuerpo colgado de una viga, acompañada de su marido (si así lo podemos decir), en estado de coma etílico, a su lado; tampoco él quería ver, y aparentemente no podía, porque tampoco podía sostener su existencia.

Nosotros también, a menudo, para no ocuparnos de lo insoportable, llegamos a negar la existencia misma de la enfermedad mental. ¿De qué nos sirve mirar y escuchar situaciones semejantes de tal gravedad y fragilidad? También lo negamos, dirigiendo con frecuencia a dichos pacientes hacia servicios sociales, con el fin de que encuentren soluciones que sabemos, de antemano, que serán imposibles y, casi siempre, inapropiadas para su situación. ¿Cómo podemos creer que los hoteles, por sí solos, podrían ofrecer efectos terapéuticos a medio y largo plazo? Los hoteleros, con menos medios que los nuestros, ¿podrán sostener, acoger y soportar lo que nosotros, con más medios, no hemos podido o querido hacer? O los hoteleros no son lo bastante buenos (como profesionales) o bien los enfermos no son lo suficientemente buenos pacientes para que puedan adaptarse a lo que les proponemos.

Cada vez con más frecuencia dirigimos a nuestros pacientes crónicos graves hacia lugares «inexistentes», imaginarios, vacíos y desprovistos casi siempre de una presencia humana que les cuide y acoja.

Esta ausencia, este enorme vacío existente en su tejido afectivo, llevará a la paciente antes mencionada a comunicar al enfermero su soledad, al decirle: «ya no tengo ni un lugar donde depositar mi cuerpo». Y así decide, como ya hemos visto, hacerse muy ligera para no ocupar espacio, colgándose... Y por fin ser libre.

Ya no hay, o apenas, lugares de asilo para el cuerpo, única

superficie a través de la cual pueden aparecer nuestros síntomas y su lenguaje.

Si ni siquiera vemos a los enfermos que debemos cuidar, corremos el riesgo de pensar que la enfermedad psíquica apenas existe y lo mismo podemos decir de los enfermos mentales; todos formaríamos parte de lo que llamamos ciudadanos, con algunos problemas sociales que debemos solucionar con programas puestos a nuestra disposición y que podríamos llamar programas de rehabilitación. Sólo tenemos que mirar a nuestro alrededor, en nuestras ciudades civilizadas, para darnos cuenta de la facilidad con la que hemos dejado a los más frágiles sin asilo alguno.

Un lugar de asilo puede y debe tener características muy diversas. Lugar de asilo no debe ser sinónimo de lugar de cura para el enfermo pero, al menos, deben existir para que este pueda vivir mejor con su propia patología.

Con esto no estoy pensando ni defendiendo la reapertura de los antiguos hospitales psiquiátricos. Muchos de ellos, eran y funcionaban como lugares de alienación y segregación; en muchos casos ni siquiera eran lugares de asilo humanizado. Pero la crítica del pasado no nos puede llevar a defender otras formas de negar la enfermedad mental en el presente, como a veces lo estamos haciendo, dirigiendo a nuestros pacientes hacia estructuras sociales con pocos medios sanitarios.

Debemos utilizar todos los medios sociales que están a nuestro alcance, como son asociaciones diversas y grupos sociales variados para ayudarnos a diversificar lugares y objetos que podemos poner a disposición de los pacientes. Pero sin olvidar que somos los últimos que tal vez podamos y debamos garantizar la última y única identidad que les queda: la de enfermos mentales que necesitan unos cuidados y un tratamiento adecuados desde la clínica.

¡Como si pensásemos que un apoyo social que siempre es

importante, un trabajo, un lugar para dormir (cuando sea posible encontrarlo) pudiera ser una garantía para detener la hemorragia psíquica que invade permanentemente al esquizofrénico o psicótico crónico de nuestros servicios! Sabemos que no es así y, sin embargo, continuamos haciendo como si lo social pudiera, en lugar de ser un apoyo, conseguir, por sí mismo, hacer desaparecer la enfermedad mental.

Este grave desvío de la óptica de nuestra ética profesional es lo que llev a un alto responsable nacional francés de la asistencia por el trabajo a comentar:

> A veces se encuentran todas las justificaciones posibles para poder decir que la persona enferma «no quiere» reinsertarse en la sociedad. Pero bien sabemos que no se trata de que no quiera sino que «no puede» conseguirlo.
>
> Otras, al recibir a los pacientes, estos se presentan como si su cuerpo no existiera, como si negasen habitar el cuerpo que les ayuda a sobrevivir.
>
> Es la red social y médica la que debiera llevarnos a actuar de forma complementaria. Para evitar otro fracaso, lo social debería poder tomar el relevo cuando el paciente es seguido y cuidado desde la clínica que le corresponde y está mínimamente estabilizado. Sin que su derecho a lo sanitario esté limitado «artificialmente» desde lo administrativo, pues la evolución de la patología mental y del sujeto que la soporta es contradictoria con la fijación de fechas límites en lo que concierne a su tratamiento.[21]

Pero, ¿por qué hemos llegado a esta situación tan perjudicial para nuestros pacientes?

---

21. *Actualites Sociales Hebdomadaires*, 01/2004, pág. 35.

¿La rentabilidad encarna hoy el único criterio de eficacia en lo que a tratamientos posibles se refiere?

Asistiendo a una jornada de encuentro entre personal técnico en psiquiatría y enfermos crónicos con sus familiares, tuve la impresión que los miembros del equipo tenían un discurso que iba en dirección, a mi entender, de lo que las familias querían oír, para no herir susceptibilidades, pues ya tenían bastante con tener un miembro de su familia con problemas.

Se hablaba de luchar y pedir a las autoridades competentes puestos de trabajo adaptados a las deficiencias de sus hijos o familiares, pisos adaptados para que ellos pudieran llevar una vida «normal». Sólo se trataba, en este caso, de enfermos adultos.

Si no abogo por culpabilizar a los familiares de enfermos mentales o hacerles responsables, de una u otra manera, de la patología de sus familiares, tampoco estoy de acuerdo con ocultar o negar las dificultades que su patología conlleva.

Ante esta negación de una patología mental evidente por parte de profesionales y familiares, ¿cómo podemos, paralelamente, pedir medios específicos para poder ocuparnos mejor de dicha patología, si son ciudadanos casi como los demás, sin patología específica que tratar?

A este discurso racional y de sentido común es difícil oponerse, pero no debemos ocultar las resistencias evidentes que dicho discurso encierra.

Incluso a nosotros nos cuesta hablar de esta diferencia de la cual nos ocupamos.

Presentándome en dicha reunión como psicoanalista, con la costumbre de decir cualquier cosa que a uno le pasa por la cabeza, me permití insistir en la diferencia existente, al menos, entre nosotros y los pacientes; diferencia que, por otra parte, evidencia la demanda y atribución de medios específicos y apropiados a sus dificultades.

Recuerdo también el malestar que manifestaba un enfermero psiquiátrico que intervenía conmigo en una mesa redonda en Televisión Española, al tener que hablar de locura, de la enfermedad mental, recordando las dificultades que encontraba en su trabajo. Temía que lo que pudiera decir aquí y las palabras utilizadas (entre otras, loco y locura), fuesen muy mal recibidas por los enfermos y familiares con los que trabajaba.

También recuerdo a una asistente social de un ayuntamiento de París, que se oponía a que el psiquiatra del hospital de día donde estaba ingresada una joven autista de 15 años, diera su diagnóstico a la familia, a quien nunca se le había hablado de autismo, por miedo a que esto la llevara a tener que dejar la escuela... ¡como único medio terapéutico! No se quería oír hablar de una institución que se adaptara mejor a sus circunstancias patológicas.

Si —como se refleja en estas y otras muchas anécdotas que cada uno puede recordar— como profesionales en salud mental que acogemos y tratamos sujetos enfermos, negamos su diferencia por temor a que sus próximos no la acepten, ¿qué les dejamos como identidad posible de sus sufrimientos y diferencias? ¿Qué diremos de los que se pasean con una patología grave y crónica si no ponemos medios para tratar diferencias que no queremos ni nombrar?

Para poder estar al lado de ellos, debemos hacer un trabajo de duelo de lo imposible, para que así podamos ocuparnos de su vida cotidiana, donde encuentran su vida y la vida.

Al querer curarles como único e imposible objetivo, corremos el riesgo, de forma defensiva, de privarles de una posible **cronicidad viva**, dejándoles en una sedimentación alienante y mortífera.

No tendrían nada que decir porque no serían sujetos de decires posibles, entre otras cosas, porque nadie estaría ya para poder escuchar y así dar posibilidad a la emergencia posible de otro lenguaje. Para asumir nuestra presencia al lado de patologías graves crónicas, tenemos por delante un trabajo permanente por hacer, un duelo de lo imposible de nuestra misión, como prueba de una castración aceptada. Hace ya un tiempo, al ver un documental en la televisión sobre arqueología submarina, me sorprendió —como aparentemente también le ocurrió al periodista que se ocupaba de la emisión— el entusiasmo y compromiso que manifestaban los submarinistas con su trabajo, a pesar de que la mayor parte de las veces volvían a la superficie sin haber rescatado ningún tesoro sumergido, sin riqueza alguna que justificara su trabajo duro y rutinario.

Cuando se le preguntó a uno de ellos que más años llevaba en dicho trabajo por qué aún manifestaba ese entusiasmo a pesar de los resultados tan limitados, respondió que lo más importante consistía en estar siempre atentos, en guardia y muy serenos, especialmente cuando no se encontraba nada. Y añadió:

> Aquellos que vienen con la idea de encontrar rápidamente el tesoro escondido en el fondo del mar, con facilidad se deprimen y abandonan rápidamente sus búsquedas.

Tenemos que estar preparados para no encontrar nada en la mayor parte de nuestros viajes, y eso a pesar de nuestros esfuerzos y de nuestra preparación técnica. Guardar siempre un deseo despierto a pesar de la ausencia de resultados.

Pero este movimiento repetitivo de ir a la pesca de lo «invisible y desconocido» será posible únicamente si creemos en su existencia. Un invisible que, por otra parte, se hace visible a través de los efectos que produce, esto es, de los síntomas que nos manifiestan.

Nuestro trabajo, como el del submarinista, siempre muy paciente, consistirá en hacer posible que lo invisible pueda emerger algún día a través de repeticiones que nuestra presencia puede favorecer y, sobre todo, gracias a ella. Ya hemos hablado de las reglas y de la dinámica que rigen este invisible cuando hemos hablado del inconsciente. Los más o menos neuróticos, pensamos que a través de repeticiones sucesivas podemos avanzar en la búsqueda de nuestras verdades subjetivas. ¿Por qué pensamos que —aunque con otro lenguaje que con frecuencia está hecho de actos— los enfermos mentales graves no tienen nada que decir y, como consecuencia de ello, nosotros nada que escuchar?

Si la certeza sobre la existencia de lo invisible inconsciente en cada uno, que se manifiesta repitiéndose, nos abandona por falta de un trabajo continuo sobre nosotros mismos, encontraremos lógico que los responsables y culpables de nuestros sufrimientos y de nuestra cronicidad sean siempre los otros. Por lo tanto, también es lógico que les excluyamos de nuestro campo de interés clínico y humano, aunque la evidencia de su existencia esté presente en nuestra mirada cotidiana.

Giacometti nos dice que si nos damos el tiempo necesario para poder mirar, podemos sentirnos embarcados en una gran aventura: «la aventura». Dice:

La aventura, la gran aventura, consiste en ver aparecer cualquier detalle desconocido en el mismo rostro que miramos cada día; esta impresión es más grande que todos los viajes que podamos hacer alrededor del mundo.

En la misma línea, me viene a la cabeza la película *Smoke*, del realizador Wayne Wang (1995) en la que entra en escena el propietario de un estanco que, al mismo tiempo, comparte su trabajo con una pasión por la fotografía.

Vemos salir a nuestro personaje todas las mañanas y colocar su cámara de fotos sobre un trípode, ceremonia que «repite» poniendo siempre la cámara en el mismo lugar y a la misma hora.

Sus amigos, a quienes un día muestra sus fotografías, le preguntan sobre el porqué de esa rutina de hacer siempre las mismas fotos.

> No, —les dice— mirad bien; cada día, todos los días, las fotos difieren y evolucionan de acuerdo con las variaciones del tiempo permanente, con los cambios de los objetos y personas que se modifican y se mueven con el viento....

Mirando atentamente, siguiendo la invitación de su amigo, descubren en una de las fotos a un amigo común que pasaba por allí, por casualidad, la víspera de su muerte.

Todo parece idéntico, inamovible hoy como ayer, pero si miramos con ojo atento y paciente, con un oído sin prejuicios, podemos constatar pequeños cambios, pequeñas sorpresas, y, quizás, pequeños milagros; y como nos recuerda el mismo Giacometti «también grandes acontecimientos no vistos con anterioridad o quizás olvidados».

Podemos decir, observando simplemente la existencia de nuestra propia historia personal, que, antes incluso de nuestro nacimiento, nuestra vida biológica y todo nuestro cuerpo necesitaban repetirse continuamente para mantener vivo nuestro organismo.

Para Freud, a través de la repetición, hay representaciones psíquicas que reaparecen continuamente y a pesar de la voluntad del sujeto que las causa. Para él, el mecanismo de repetición nos remite a un traumatismo originario que

Lacan denomina *le réel*, imposible de poder simbolizar, imposible de ser afrontado por el sujeto, primer significante que falta.

Para Lacan la repetición, junto con el inconsciente, la transferencia y la pulsión, constituye uno de los cuatro conceptos fundamentales del psicoanálisis y, al mismo tiempo, lugar de choque del inconsciente, punto de sostén de la transferencia y principio de la pulsión.

Pero, también, y sobre todo, es a través de dicha repetición donde el movimiento y la dinámica de nuestro sistema psíquico inconsciente se manifiesta. Asimismo, a través de la repetición, puede hacer su aparición el inconsciente mediante los lapsus, los sueños, los chistes y otros síntomas, y siempre sin contar con el beneplácito del sujeto, a espaldas de él y de su voluntad.

Cuando hay acontecimientos a los que no podemos o no queremos enfrentarnos, ni integrándolos en nuestras representaciones ni reprimiéndolos por abstracción, estos acontecimientos, así tratados, para Freud tienen valor de traumatismo .

La función de la repetición es, por lo tanto, la de reducir los efectos del «trauma», salvo que, con frecuencia, la tarea de la repetición es vana y se repite, valga la redundancia, hasta el infinito, llevándonos, así hacia la pulsión de muerte.

Pero, aún reconociendo la dificultad de que aparezca algún material del inconsciente, incluso a través de la transferencia, debemos continuar fabricando lugares y objetos que faciliten dicha repetición, para que algunos efectos del trauma puedan desaparecer.

Reproducir no tiene nada que ver con el fenómeno de repetir. Reproducir presupone la voluntad del sujeto.

En la patología crónica, o incluso en cualquier cronicidad, el tiempo nos aparece como si el movimiento permanente que nos aporta la repetición fuera inútil. Para resguardarnos de la palabra que pudiera molestarnos, los mecanismos de negación son tan activos y tan evidentes, que tenemos que estar muy atentos para no caer en ese papel al que se nos invita cada vez con más insistencia desde la sociedad en que vivimos: se nos pide que seamos los expertos, una especie de exorcistas, de seguro a todo riesgo, y que aparezcamos así como los únicos responsables delante de la sociedad en su conjunto y, sobre todo, responsables de todos los actos violentos que nos interrogan, preocupan y molestan como efecto de lo invisible, que también negamos para no tener que enfrentarnos ni a sus causas ni a sus consecuencias.

Se nos pide que tranquilicemos a los que nos rodean, sí, pero debiera ser con otra actitud y otro discurso por nuestra parte.

Sin duda la locura es «estructuralmente constitutiva del ser humano» como lo son también la violencia, el odio, el racismo, la exclusión de todo aquello que nos es extraño, invisible, desconocido y, por tanto, peligroso.

Es por eso, y a pesar de eso que, como profesionales que convivimos con ello y con quienes padecen dichos sufrimientos y exclusiones repetidas, queremos acoger esta locura, esta aparente e ineficaz cronicidad que la acompaña con frecuencia, quizás para curarla, pero con mayor frecuencia para poder acompañarla en el sufrimiento y la desesperanza que conlleva.

Un sufrimiento, con seguridad más llevadero si, estando a su lado, los pacientes no se sienten solos para sobrellevarlo.

Si también les abandonamos, todos podrán convertirse, sin mucho esfuerzo, en autistas —consecuencia lógica de una ausencia de escucha de la que también participamos— poniendo una cruz más en el cementerio que, entre todos, construimos y mantenemos actualmente de cara a la enfermedad mental y, sobre todo, con respecto a su cronicidad.

¿Tenemos que tranquilizar a todo el mundo y, para

conseguirlo, dar respuesta a los múltiples problemas que existen y que, en parte, también creamos en la actualidad? ¿Debemos encerrar a los enfermos mentales en cárceles, sin identificarles como enfermos, para tranquilidad de los demás? ¿O les dejamos a todos en total libertad, fuera, porque ni la enfermedad ni los enfermos mentales existen? Ante situaciones tan graves y tan diferentes unas de otras, desposeídos e incapaces como estamos, para encontrar respuestas adecuadas a tanto problema que se nos presenta, aquí dejo algunas actitudes posibles que pueden ayudarnos a reflexionar.

¿Cómo podemos ayudar a los pacientes a soportar su presente, tan ligado estructuralmente a un pasado desconocido y, por lo tanto, «no digerido» y sin duelo posible?

Me llamó mucho la atención la respuesta que dio un psiquiatra a la pregunta de un periodista, tras el acontecimiento triste y grave que tuvo lugar en el hospital de Pau, en Francia, donde un enfermo había decapitado a dos mujeres que formaban parte del equipo que se había ocupado de él.

El portavoz del cuerpo de policía, hablando de la misma tragedia, comentaba:

> No entiendo por qué, siendo un enfermo tan grave y con una peligrosidad evidente conocida por su médico psiquiatra, no se nos ha informado para poder evitarlo.

El hecho de saber —y quizás conocer— que hay posibles asesinos, violadores, ladrones de todo tipo, nos demuestra a diario que no es suficiente ese saber para evitar sus actos; debería ser más fácil para las fuerzas de seguridad evitar los numerosos y variados desórdenes del orden público y, sin embargo, no lo consiguen. Me parece más fácil, en efecto, prevenir estos, que conseguir que los fantasmas de los pacientes puedan convertirse en acto. Y, de hecho, casi siempre, los actos violentos graves que aparecen en la vida cotidiana nos sorprenden al venir de ciudadanos «normales»... hasta que aparece el acto de locura; y podemos constatar que los actos violentos que provienen de gente normal son mucho más numerosos que los que provienen de enfermos mentales, teniendo en cuenta, efectivamente, la población de unos y otros.

¿Quién no ha tenido alguna vez la idea de hacer desaparecer a alguien, muy discretamente, al menos por algún tiempo, incluso a alguien que nos es muy próximo? ¿Quién no ha imaginado alguna vez poder hacer un robo extraordinario a un banco sin ser descubierto?

En los momentos de gran sensibilidad y emoción ante las atrocidades se nos sugiere que congelemos los fantasmas de toda la población para custodiarlos y preservarlos del calor, fríamente, para vigilarlos en todo momento evitando toda conducta y acto violento contra uno mismo o contra otros.

He aquí lo que podríamos llamar el fantasma de una total seguridad, para el cuerpo social.

¡Debemos, pues, congelar ahora el pasado, pensando así que podemos preservar el futuro de toda violencia destructiva! Con una buena y eficaz hibernación, evitaríamos el peligro que representan nuestros fantasmas.

Pero la clínica nos dice todo lo contrario. En parte, el cuerpo social tiene razón porque en nuestros fantasmas encontramos la vida, a través de nuestros deseos inconscientes.

A la misma pregunta que el periodista plantea al policía, de porque no se pueden evitar tales actos, un psiquiatra responde:

> Nadie es perfecto. La psiquiatría no es una ciencia exacta y nosotros no somos perfectos, pero deberíamos haber podido evitar lo ocurrido.

Percibimos en su respuesta una cierta culpabilidad por no ser unos guardianes eficaces del orden social.

Para evitar resbalar «naturalmente» hacia una cómoda cronicidad, hacia la que todas las sirenas razonables nos empujan con el fin de mejorar el orden y la seguridad, debemos mantenernos muy vigilantes a través del análisis permanente de nuestra ética clínica. Vuelvo a recordar que, para que dicho análisis sea posible, debemos crear un ambiente donde el hecho de manifestar nuestras dudas y sufrimientos, no aparezca como una falta peligrosa para quien se expone al hablar de su propia práctica.

Un lugar vivo para hablar de las luces y sombras de nuestra vida diaria profesional, de nuestra cronicidad, para no repetirnos sin fruto alguno.

Para poder «exponerse» también debemos dar un pequeño rodeo por nuestro narcisismo para hacer el trabajo necesario en lo que concierne a la ilusión de «todo saber sobre el otro».

También podemos exponernos en un gran escaparate, contentos y seguros de nosotros mismos, para poder enseñar nuestros valores y que los demás puedan mirarnos, y admirarnos, y, por qué no, incluso adorarnos.

Para dicho personaje de pura ficción, las grietas y fisuras que pudieran aparecer en nosotros mismos serían inexistentes. Si, por casualidad, hubiera descubierto una pequeña fisura, se daría prisa en rellenarla y no ser vista ni por él mismo. Incluso podría aparecer una pirámide en el lugar de la fisura anterior. Podemos construir pirámides... que, sin querer, nos estarían hablando de lo que hemos intentado hacer desaparecer. Pienso que, precisamente, las pirámides encierran en un pequeño espacio, en su interior, la muerte, mejor dicho, al muerto.

Pero este trabajo de intentar ocultar sin fin, es un trabajo muy costoso, como nos recuerda san Agustín en el comentario que hace cuando ve a un niño en la playa que, con un cubo, intenta llenar el agujero en la arena de todo el mar . Dice «eso es la eternidad», y yo añado que es, en realidad, una locura pasar una eternidad para un objetivo inútil.

¡Es por algo que, desde el inicio, sabemos que es imposible!

Por eso, el trabajo de duelo, siempre personal e intransferible, nos debe ayudar a una mejor aceptación de nuestra castración y a poder así aceptar que, aunque «matemos al padre» o intentemos rellenar continuamente nuestras fisuras y fragilidades, jamás podremos poseer el «todo» detrás del cual corremos de forma permanente.

El duelo, por el contrario, nos debe permitir vivir con «la presencia de la ausencia» en nuestra vida cotidiana.

¡No es nada fácil convivir con la presencia de lo que nos falta! Difícil sí, pero no imposible.

¿Esta imposibilidad proviene de nuestra ignorancia o de la falta de saber hacer? No. Es imposible, sencillamente por la misma estructura del ser humano, para quien el todo no forma parte de su universo. Sentirse «lleno» de forma permanente no forma parte de lo humano.

Recuerdo aquí al personaje bíblico, me refiero a la mujer de Lot, de la que se dice en el libro del Génesis:

...[los ángeles] tomaron a su esposa y a sus hijas, y los [junto a Lot] sacaron de la ciudad... [...] uno de los ángeles dijo: —¡Corre, ponte a salvo! No mires hacia atrás, ni te detengas... Pero la mujer de Lot [...] miró hacia atrás y allí mismo quedó convertida en una estatua de sal.[22]

Se quedó, como decimos, de una pieza, petrificada,

22. Génesis 19: 16-23, *La Biblia - Versión Popular*, Sociedades Bíblicas Unidas, 1983.

porque no quería perderse nada de lo que pasaba a sus espaldas, quería verlo todo y sin embargo se le había prevenido: *no mires hacia atrás*. Mira más bien en ti y así verás qué es lo que puedes hacer con tus pérdidas y fisuras. No quiso hacer un análisis, quería llevar a cuestas el pasado, se creía capaz pero se quedó congelada para siempre mirando hacia atrás y sin comprender nada.

«Llena de gracia» dicen los evangelios a propósito de la virgen María, pero estaremos todos de acuerdo en que no siempre se da a luz a Dios y eso justifica el sentirse llena.

Pero a los humanos, nos queda hacer nuestras las fisuras y grietas que nos constituyen y, con ello, facilitarnos la labor de acoger con mayor facilidad a aquellos cuyas fisuras les imposibilitan sostener su existencia.

En este caminar común del ser humano, podremos ser útiles a los demás no por lo que somos, sino por lo que representamos para el otro. En apariencia, el mar Mediterráneo, comparado con el océano Atlántico, como la naturaleza nos ha recordado, siempre está o aparece tranquilo y apacible, pero nunca debemos olvidarnos de su imprevisibilidad. Un momento de inatención... y sus efectos pueden ser devastadores.

Un alto cargo de la policía científica comentaba que son los pequeños detalles los que ayudan a resolver los grandes casos.

Lo invisible, lo inconsciente, está siempre ahí, presente, con su dinámica propia.

Debemos estar muy atentos a una cronicidad siempre viva pero que no veremos nunca si hemos tomado la decisión de no escuchar ni mirar a los que se supone que no tienen nada que decir.

Para luchar contra esta cronicidad nuestra que condena al otro a un autismo seguro, debemos darnos —como instrumento necesario en nuestro trabajo— espacios de palabra y análisis de nuestra práctica, para evitar deslizamientos fáciles, hoy más que ayer, y siempre cómodos para nosotros.

En el próximo capítulo intentaremos hablar de los espacios diversos que deben existir en toda institución para analizar nuestra práctica y luchar, de ese modo, contra nuestra cronicidad.

V. Las reuniones

Podríamos definir las reuniones como lugares de análisis y, al mismo tiempo, lugares de formación, espacios para «decir» y a través de cuyos decires haremos posible que haya un intercambio permanente y necesario. Si nuestra estrategia terapéutica debe consistir en «liberar al loco» de sus cadenas alienantes—sean estas sociales o psíquicas— para que su lenguaje pueda aparecer, las reuniones, como lugar privilegiado de la palabra, tanto para el equipo como para los pacientes, aparecen como una herramienta imprescindible.

Pero, para que dichos lugares de palabra tengan un mínimo de eficacia, deben tener, entre ellos, un lazo estructural en el tejido institucional.

En lo que concierne a las reuniones para los equipos, el objetivo debe centrarse en torno a la cuestión:

> Qué hago y qué debería hacer aquí y ahora, en este lugar y con mi función, para que el paciente pueda seguir haciendo su pequeño camino sin que nuestra presencia suponga un freno para ello.

De entrada, constatamos que los pacientes están, tanto delante nuestro como a nuestro alrededor, como buenamente pueden, empujados a la primera línea por pulsiones que les guían siendo, más que teniendo, síntomas; nosotros, sin embargo, no podemos estar ahí a su lado empujados por nuestros síntomas.

Ellos están como pueden, nosotros debemos saber cómo estar. Si estamos y vivimos sumergidos en el universo del lenguaje, incluso desde antes de nuestro nacimiento, unos y otros podemos decir algo sobre nuestros síntomas. Estamos obligados a dar vueltas sobre nosotros mismos para que dichos síntomas no invadan el terreno que debe quedar siempre libre y disponible para la acogida y escucha del paciente.

Una acogida del otro que, en cada encuentro, puede despertar en nosotros fantasmas que permanecen dormidos. Aspecto este que no podemos olvidar y ante el que hemos de estar siempre atentos. Malo sería no querer saber nada y, aún peor, creernos fuera de todo peligro.

La acogida de lo extraño nunca es evidente. Ya Freud nos previene:

> Lo extraño no es algo nuevo, más bien al contrario, es algo que ha sido siempre muy familiar y cercano a nuestra vida psíquica pero que se ha convertido en algo extraño a través de un proceso de represión.

Y al hablarnos de *heimlich* —el concepto que utiliza Freud para hablarnos del lado próximo y familiar, pero también, y al mismo tiempo, oculto, guardado, secreto— continúa:

> Se puede decir que el concepto de *heimlich* evoluciona hacia una ambivalencia y termina por coincidir con su antítesis,

unheimlich cuyo término alude a lo siniestro, lo angustioso, lo inquietante..., todo aquello que hubiera debido seguir en secreto y oculto pero que se ha manifestado»[23].

Y, añado, que continúa teniendo la posibilidad de manifestarse si las circunstancias favorecen su reaparición. Nuestro trabajo, en contacto más o menos próximo y directo con nuestros pacientes en un contexto institucional, debería favorecer las circunstancias para que tengan lugar dichas manifestaciones.

Ante los fenómenos extraños que los pacientes nos traen y que favorecen en nosotros el despertar de lo extraño, a menudo nos vemos evitando los síntomas que nos molestan, derivándolos a otros lugares, a otro hospital, a otro terapeuta, con la excusa de que esos otros lugares serán más terapéuticos para el paciente.

Para poder acoger al otro, para poder disponer de una «paciencia activa» y, así, escuchar al otro, para que se pueda escuchar el decir de otra forma que con el síntoma, es preciso trabajar continuamente para afinar el instrumento que somos y, sobre todo, el instrumento que representamos para el otro. A este trabajo de puesta a punto permanente de nosotros mismos como instrumento deben responder las diferentes reuniones del tramado institucional.

Nuestra función no es la de aplicar un saber aprendido sobre el otro, como objeto en quien depositar nuestro saber y que sólo espera eso de nosotros.

Por el contrario, nuestra función debe ser la de asegurar una presencia de cuya calidad podamos esperar efectos terapéuticos. Esta presencia debe de estar tejida, hecha, como nos recuerda Lacan, «de la implicación de nuestra

---

23. «Lo ominoso (Lo siniestro)» en Sigmund Freud, *Obras completas*, vol. XVII, Buenos Aires, Amorrortu, 1978.

escucha..., no siendo esta sino la condición de su palabra» tan necesaria a su tratamiento. De esta forma, el cuidador terapeuta es el que soporta la demanda no, como a veces decimos, para frustrar al sujeto, sino para facilitar la reaparición de los significantes en los que su frustración está retenida.

Pero, si al mismo tiempo, no nos damos ni tenemos lugares y tiempo para elaborar nuestros propios límites, fácilmente dejaremos de lado a los pacientes, como consecuencia lógica de una falta de elaboración y análisis permanente de nuestra propia castración.

La hospitalidad de lo extraño del otro pasa de forma obligada por el reconocimiento y por la acogida de lo extraño en nosotros.

Este reconocimiento «de lo extraño en nosotros» debería permitirnos, al menos, no cargar sobre las espaldas de los enfermos los efectos y miedos de nuestras propias angustias, encontrando fácil salida a nuestros problemas a través de «certezas sobre el otro», evitando, una vez más, como nos recuerda Lacan, «que nuestra presencia sea la condición de su palabra».

Toda reunión debe de tener como único fin mejorar la calidad de nuestra presencia con los pacientes para que ellos puedan continuar su propio camino.

También debe dotarse de una estructura de trabajo, para que sea un lugar de reflexión, elaboración y análisis en torno al paciente y su entorno institucional. Pero también y al mismo tiempo, un lugar de reflexión, elaboración y análisis de nosotros, de los múltiples interrogantes que crean las relaciones que aparecen en un medio institucional y que, con frecuencia, son más difíciles de tratar que la propia patología de los pacientes.

Como ya he dicho antes, este análisis y esta elaboración necesarios, que debemos hacer en común, presupone también un trabajo continuo y paralelo para que el clima y el ambiente en el equipo puedan exponerse, sin que la exposición de cada uno de los miembros aparezca como un posible peligro insoportable para quien se arriesga a tomar la palabra públicamente. No hablo de exponerse como si tuviéramos que contar nuestra vida en directo, no: también nos exponemos al hablar del otro y de las múltiples problemáticas con la institución en la cual trabajamos.

También nos exponemos si nos dejamos hablar a través de lo que el otro ha depositado en nosotros, lo que nos toca y lo que nos recuerda. Evidentemente, todo no puede ni debe ser dicho. Estamos hablando sólo de lo que concierne a lo profesional en el contexto en el que dicho trabajo se desarrolla. Por eso, un marco con límites y con su propia referencia es necesario.

Quisiera decir dos palabras a propósito de un caso que podrá aclarar, o al menos así lo espero, algunos conceptos que vengo utilizando en referencia a las reuniones como lugar necesario de análisis.

Se trata de una paciente hospitalizada en la clínica donde yo animo las reuniones llamadas de supervisión.

Dicha paciente acababa de anunciar a su psiquiatra que estaba embarazada y que deseaba tener el bebé.

El padre del futuro bebé era un paciente también hospitalizado en la misma clínica.

Si la paciente mostraba una cierta ambigüedad respecto a la idea de seguir con el embarazo, el padre, por el contrario, se mostraba encantado y sin ambigüedad alguna.

En lo que tocaba a la familia de la paciente, sus padres no querían saber nada del posible nacimiento y posteriores cuidados.

La cuestión que plantea el psiquiatra en la reunión puede resumirse como sigue:

Es una cuestión ética, la que se me plantea, entre los derechos de toda mujer y, por lo tanto, de la paciente (es libre y no está desposeída de ningún derecho), y la patología que actualmente padece y que, a mi entender, no le hace apta, por el momento, para ocuparse de un posible hijo.

Para la paciente, por su edad, el momento se presenta como la última posibilidad de ser madre y ella querría serlo, a pesar de ser también consciente de los límites actuales para cumplir con dicha misión.

Para el psiquiatra, se trata de hacerle ver, con sumo cuidado y sensibilidad, que quizás un aborto, ante la complejidad del momento, podría ser una salida, sin que por ello se hablase de una imposibilidad o prohibición para ella de ser madre, negando, con ello, sus derechos elementales como mujer.

De forma imperceptible, a medida que la reunión transcurría, se iban perfilando, o así me lo parecía mí, dos posiciones claves y diferentes: la de las mujeres, por una parte, y la de los hombres, por otra. Dicha diferenciación no tenía nada que ver con la posible decisión que se debería tomar o no, sino, más bien, con la sensibilización que el hecho de ser «mujer embarazada» despertaba en cada uno de los miembros del equipo que trataba y reflexionaba sobre el caso.

Días más tarde, la paciente se fugó y desapareció de la clínica con su compañero, volviendo de nuevo a aparecer en un momento en el cual, por razones estrictamente legales que tenían que ver con el tiempo transcurrido ya de gestación, el aborto ya era una salida imposible.

La paciente, oponiéndose a los criterios de los profesionales de la clínica y a su propia familia, decidió seguir adelante con su embarazo y ser así, por fin, madre.

Durante la reunión aparecía, en especial para las mujeres, la gran dificultad y dolor de tener que tomar una decisión de este tipo, como la de abortar o no. Un miembro del equipo, incluso, habló de su propia historia y de las enormes dificultades y contradicciones que vivió antes de decidirse por un aborto, al saber que su hijo tenía probabilidad de nacer con una malformación importante. Decires necesarios para cada uno, en aquel momento, que se habían despertado por la maternidad de la paciente.

No sé en qué medida el marco y el contexto de la reunión que llamamos de supervisión, animada por un psicoanalista, marcada por el significante de un lugar de análisis y reflexión (y no como un lugar donde puedan tomarse decisiones, a pesar de la presencia, en dicha reunión, del director médico), facilita la posibilidad de un decir diferente.

Es en este contexto en el que creí —en un momento dado de la reunión— que debía limitar las aportaciones de unos y otros que me parecían muy personales, intentando así resituar, después de todo lo dicho, el objetivo del lugar.

¿Cómo hacer a pesar de, o gracias a, habernos sentido tocados cada uno de manera diferente respecto a lo allí hablado y oído, para seguir estando disponibles para el otro? Y ¿cómo prepararnos ante los movimientos fantasmáticos que la situación de la paciente forzosamente provocará en nosotros, pero, sobre todo, entre los pacientes, a propósito de significantes tan importantes para todos y aún más para ellos en la situación en la que se encuentran, como son el de maternidad, paternidad, filiación, amor, abandono, etc.? Porque tengo que añadir que, en efecto, la decisión final tomada por la paciente y su familia fue «abandonar» al recién nacido y darlo a la asistencia pública.

Si el material que se nos presenta en nuestro trabajo es imprevisible, es por esta misma razón por la que espacios para acoger dicha imprevisibilidad no deben de serlo.

Comento otro caso que se presentó en un contexto institucional completamente diferente.

En un dispensario en París, donde también animo el mismo tipo de reunión de supervisión, uno de los psiquiatras había enviado una invitación a la dirección del hospital para asistir a la inauguración de una biblioteca que debía abrirse en dicho servicio. Esta biblioteca iba a ser gestionada por los propios pacientes. Debo añadir que la apertura de dicha biblioteca ya llevaba tiempo preparándose entre pacientes y miembros del equipo. El día que, como de costumbre, me presenté en dicha reunión, sentí un cierto clima extraño que tenía su origen, en parte, en la respuesta, a través de una carta, que la dirección había dado a la invitación.

En dicha carta, la dirección informaba no solamente de su negativa a la propuesta, declinando la asistencia a la inauguración, sino que además —y esto era lo más grave— se oponía y prohibía dicha apertura dando con el argumento de que los locales no respondían a las normas de seguridad necesarias. Unos locales, por otra parte, que la dirección había visitado frecuentemente y en los cuales trabajábamos desde hacía ya algunos años.

Después de reflexionar decidimos que se organizaría una pequeña fiesta con los pacientes, sin ninguna inauguración oficial y sin representantes exteriores como habíamos previsto, para evitar nuevos problemas con nuestra propia administración hospitalaria.

En la reunión yo me preguntaba y preguntaba a los demás si, en un momento tan importante y delicado para el trabajo del equipo, no debería manifestarse un cierto desacuerdo. La primera reacción a dicha pregunta fue:

No hagamos nada puesto que ya tenemos la experiencia de que cualquier cosa que podamos hacer o decir no servirá para nada.

Pero ¿manifestar nuestro desacuerdo y hacerlo de forma pública como equipo no nos serviría de nada?

¿Hablar entre nosotros, no servirá de nada?

¿Cómo poder mantener nuestro deseo despierto si incluso el hecho de poderlo expresar nos parece inútil?

¿Cómo podemos ser creíbles para nuestros pacientes cuando les decimos que su palabra es importante si, al mismo tiempo, no lo es la nuestra ni para nosotros? ¿De qué palabra y de qué posible eficacia estamos hablando?

Por desgracia, en nuestro pequeño mundo de la enfermedad mental, con frecuencia hemos participado de forma activa con nuestro discurso ausente en fomentar el anonimato y empobrecimiento en los que a veces, y más aún en la actualidad, se encuentran los pacientes y las estructuras terapéuticas que los acogen.

Jamás el hecho de sentirnos ignorados, rechazados, no escuchados, debería ser razón suficiente para dejar de «repetirnos diciendo» lo que creemos que debemos seguir defendiendo.

Me parece que, a través de nuestra palabra, es indispensable que podamos seguir escuchando la manifestación de nuestro propio deseo, aunque las puertas y los oídos diversos, por intereses y funciones distintas, sigan cerrados a nuestros decires. Si por ello, y por cansancio, abandonamos los espacios específicos que han sido necesarios para repetirnos, entonces la cronicidad y sedimentación alienante se impondrán y, desgraciadamente, quizá sí que de forma definitiva, no tengamos nada que decir ni nada que escuchar de quienes tanto necesitan nuestros cuidados y nuestra presencia para salir, tal vez, de su anonimato y autismo patológicos.

Debemos luchar para garantizar los tiempos y espacios institucionales necesarios para poder repetirnos.

El inconsciente, motor de nuestra vida psíquica, aparece

y desaparece a través de posibles repeticiones, a condición de que exista un lugar y una escucha para acogerlo.

Añado aquí una pequeña anécdota que siguió a la dinámica de la reunión a la que antes he hecho referencia. El director médico —jefe de sector se le llama en Francia— llamado a nuestra reunión, decidió responder a la dirección del hospital con una carta bastante cáustica. Dos días más tarde, riendo, me telefonearon de dicho servicio para decirme que la palabra tenía efectos y que no debíamos desfallecer. «¡Jamás, —me decían— habían sido objeto de tanta vigilancia por parte de la dirección del hospital» ¡Y pensar que nuestros decires no tenían efecto alguno!

Quería aportar aquí otro ejemplo para mostrar una vez más que la función de un «tercero» facilita una posible distancia y otra mirada, tan necesaria siempre, respecto al paciente.

En una residencia para enfermos crónicos, en su mayoría con psicosis residuales, se presentó un caso en el que uno de sus síntomas de presentación era un comportamiento violento.

Se describe al paciente como inteligente, manipulador y agresivo si no obtiene lo que pide. Manipula también a los otros pacientes e, incluso, a los vecinos del pueblo donde la residencia se encuentra ubicada, pidiendo dinero por la calle e, incluso, dejando deudas en las cafeterías que visita. Acompañado dicho paciente por un educador, visitan las cafeterías del pueblo para advertir a los propietarios que las deudas de algunos de nuestros pacientes no serán pagadas y que ellos también deberán poner límites. El paciente se enfada pero termina, al menos verbalmente, por aceptar.

Entre los miembros del equipo que se ocupan de él no todos temen sus actos violentos e, incluso, hay quienes afirman que la demanda continua de dinero es una buena excusa y disculpa para estar siempre pegado a nosotros. Ante esta sugerencia, nos preguntamos a qué y por qué el paciente tiene miedo para lo cual busca estar y querer estar tan pegado a nosotros. El mismo enfermo dirá que, cuando tiene deudas, se pone en marcha un delirio que le asusta y no puede continuar soportando solo tanto miedo...

Podemos constatar que, a través de situaciones diferentes, la palabra, el lenguaje o los actos de los pacientes, dejan huella y producen efectos diversos en cada uno; efectos que nos llevan, con frecuencia, a huir o a defendernos de todo lo que el otro deposita en nosotros, al margen de su voluntad, sin que sepamos de qué está hecha su demanda y en consecuencia, tampoco sepamos cómo acogerla. Así, a una pregunta de Patrick Faugeras a propósito de la angustia, respondí diciendo:

> Si pude soportar la angustia que originaba la violencia cuando trabajaba con el doctor Tosquelles en Longueil-Annel (Francia) fue gracias a los lugares y reuniones que había para poder hablar de ello, lugares de palabra que el mismo Tosquelles había puesto en marcha. Sin ellos no hubiera podido aguantar mi función en dicha institución. La angustia, sin medios para manifestarla ni contenerla, es insoportable. Por otra parte, es un material frecuente en nuestro trabajo con la locura que podemos convertir en herramienta de trabajo, a condición de tener medios para trabajarla.[24]

Es a través de situaciones clínicas similares cuando se pone de manifiesto la importancia de que existan lugares de palabra para trabajar las dificultades que se presentan continuamente en nuestro trabajo.

Poder mantenerlos en nuestra función, estando

---

24. Patrick Faugeras *et al*, *L'ombre portée de François Tosquelles*, Toulouse, Éditions Érès, 2007, pág. 274.

siempre disponibles para el otro, sólo lo podremos conseguir si nos permitimos analizar los efectos que la transferencia nos origina. De lo contrario, la violencia y los efectos masivos de la demanda psicótica nos harán huir o cerrar nuestros oídos a lo insoportable que puede tocarnos del otro.

El caso que recordábamos de la paciente con una patología grave y que terminó por colgarse al lado de su compañero completamente ebrio, nos muestra con claridad el fracaso de un trabajo en equipo. Los profesionales hicimos varios y continuos «pasajes al acto» como consecuencia de un silencio sobre la situación que vivía la paciente, de su grave patología y de su difícil acogida y tratamiento por el equipo que se ocupaba de ella.

¡Incluso el acto violento de la paciente hacia la asistente social del servicio, tuvo como efecto inmediato una denuncia, sin que una palabra apareciese en las diversas reuniones que tuvieron lugar en el servicio! Todo fue un puro actuar por ambas partes, sin palabra alguna. Silencio que culminó con la lógica de su propia muerte como último acto.

Considero que la desaparición de la paciente de nuestro campo virtual y de nuestra preocupación fue la consecuencia lógica de una desaparición anterior: el de nuestro discurso sobre ella. Mucho antes de su muerte ya había desaparecido de nuestras palabras.

La necesidad de poder hablar de los problemas éticos para unos, la culpabilidad para otros, en el caso de la paciente que se quedó embarazada; la depresión grupal como resultado de la respuesta de la dirección administrativa a una invitación para inaugurar una biblioteca en nuestro servicio, donde nuestra palabra no merecía la pena que fuera dicha, miedo y temor expresado a través del último caso, que llevará al equipo a desear su exclusión de la residencia...

A través de todos los casos expuestos, comprobamos que la existencia de un lugar para poder decir, ha permitido llevar y tratar situaciones diferentes, y ha hecho —al menos, a los miembros del equipo— dudar y cuestionar las ideas preconcebidas con las que todos vamos cargados. En resumen:

- Tal y como entendemos nuestro trabajo, nos parece necesario disponer de lugares para decir.
- Se necesita trabajar de manera continua para crear un ambiente y clima en el cual podamos exponer nuestra palabra sin riesgo.
- Dichos lugares y la posibilidad de una palabra, permiten resituarnos de nuevo en nuestra función, como lo hemos constatado a través de los casos expuestos.

En nuestro trabajo —si queremos soportar y sostener nuestra función—, nunca debemos olvidar la diferencia que hay entre lo que creemos ser para los pacientes y lo que representamos para ellos. Sin olvidar —incluso cuando hay silencio o ausencia de palabras por parte de los demás a nuestros decires— que el primer efecto de nuestra palabra siempre recaerá sobre nosotros mismos, manteniendo así viva la llama frágil de nuestro deseo.

Ya he dicho que si los problemas y los conflictos son siempre muy similares en todo colectivo humano, lo que cambia y diferencia de forma radical los conflictos es el lugar que se da a la palabra para tratar y analizar continuamente la problemática que nos rodea y los conflictos que se generan y generamos. Pero tenemos miedo y, como consecuencia, nos defendemos de la palabra propia y también de la ajena.

La palabra puede cuestionar en todo momento el orden establecido.

El peligro, siempre presente, es el de utilizar dichas reuniones como instrumento privilegiado de negación y defensa diciéndonos, por ejemplo «que siempre damos vuelta a lo mismo con una gran inutilidad para la institución..., que tenemos muchas otras cosas que hacer...». Ahí aparece, rápidamente, en una parte del equipo, el discurso de que lo mejor y más útil sería suprimir tales lugares de palabra.

Si queremos acoger la palabra del otro, estos lugares siempre podrán ayudarnos a cuestionar nuestras propias certezas defensivas.

Un paciente con un delirio paranoico permanente, viene a sentarse a mi lado durante la reunión que animo con ellos y, de pronto me dice:

> Señor Fernando, ya sabe que soy Dios. Puedo poseerlo todo, incluso hombres y mujeres y también a usted.
> Ah, —respondo— al menos aquí en la reunión, mando yo. Aquí hay límites incluso para Dios. Así que ni yo ni los demás le pertenecemos.

Poniendo mis manos sobre las suyas, los temblores que su angustia provocaba se van calmando paulatinamente.

Pertenece al otro hacerse poseer, desaparecer, hacerse devorar, estos son algunos de los fantasmas a los que, con frecuencia, nos enfrentamos en el universo psicótico. Si la palabra entre nosotros nos parece peligrosa, la de los pacientes rápidamente nos será insoportable.

¿Cómo hacerla más llevadera, para que no nos dejemos apartar de nuestra función terapéutica? Solamente la continuidad de los mencionados espacios de un libre decir nos dará los instrumentos para un análisis que haga posible la acogida del otro.

Las reuniones disponibles para los pacientes deben ser un instrumento y una excusa para que puedan decir, a su manera, con otro lenguaje, lo que sus síntomas encierran, dada la imposibilidad de otras formas de manifestarlo. Y su lenguaje, también, nos ayudará a escucharnos mejor. El enfermo que se creía Dios me decía, en una reunión posterior, al ver que, de nuevo, ponía yo mis manos sobre las suyas:

> Señor Fernando, hoy no merece la pena que ponga sus manos sobre las mías. No lo necesito, estoy mucho más tranquilo, nadie me persigue...

¡Y yo que creía haber comprendido algo sobre su malestar y mis posibles gestos apaciguadores!

Los lugares de palabra, con la escucha adecuada, también nos pueden indicar caminos diversos y nuevos que debemos escoger para que los pacientes nos puedan demostrar, a pesar de sus graves patologías, que siempre pueden tener algo que decir.

El mayor riesgo que corre la continuidad de estos lugares para enfermos crónicos graves viene de mi parte, puede venir de nuestra parte, con un cansancio crónico de continuar manteniendo nuestra presencia... Para escuchar casi siempre lo mismo de ellos. Con la existencia de dichos lugares de palabra, mostramos también la importancia central que damos al paciente para que pueda depositar "sus decires" sea cual fuere su patología.

La dinámica de una reunión con un grupo de pacientes similar al que estamos comentando, debe cumplir, al menos, las siguientes condiciones:

- Una cierta permanencia en el tiempo, para que podamos

ir descubriendo qué es lo que podemos permitir o no, partiendo de sus propias patologías.
- Tener claro el objetivo explícito de cada reunión.
- Tener claro también qué tipo de patología, mezclada con otras, será admitida en cada espacio específico.

En dichas reuniones es necesario un referente que tenga la preparación técnica apropiada para poder «manipular», de la mejor manera posible, las numerosas situaciones delicadas que forzosamente aparecerán para entorpecer la dinámica del grupo.

En lo que concierne a la duración en el tiempo que preveemos para dicha reunión, me parece importante tener en cuenta si en la misma favorecemos o no la aparición de problemáticas que podríamos tratar con el paciente, teniendo en cuenta el tiempo del que dispone en dicho grupo, o si sólo deberíamos sensibilizarle para que pueda ser escuchado o tratado en otro lugar, más adelante.

Cuando el objetivo de la reunión está claro y no hay riesgo, podemos favorecer, e incluso empujar, al paciente, como puede ser organizar una salida, una actividad... Sin embargo, en otros lugares de palabra libre, debemos favorecer y respetar el ritmo y tiempo propios de cada uno. Esto nos llevará a poner límites también en el decir, dada la gran complejidad del grupo, donde la dinámica del conjunto no es sólo la suma de cada uno.

Algunos elementos observados en el caso de una paciente que asistía a un grupo de palabra —el Programa de Acogida Rápida (PAR)— tanto desde su aportación como de mi intervención, pueden explicitar un poco mejor lo que he intentado decir anteriormente.

Es bastante frecuente y trivial, en cualquier tipo de reunión de estas características, parar la intervención de un miembro del grupo para dar la palabra a otro que quizás puede haberse sentido tocado por lo dicho, para recordar o añadir algo nuevo a lo hablado hasta el momento o bien para retomar algo de tal o cual paciente del grupo.

Pero un día que, como de costumbre, debí poner límites al discurso de la palabra de alguien que estaba hablando, dicha paciente, de forma un tanto inesperada también para mí, no soportando dicho límite, se puso de pie y gritando dijo:

> No soporto más que se me pongan límites a lo que estoy diciendo; no volveré a intervenir si no se me escucha cuando hablo...

A pesar de la aparente violencia de su intervención, pienso que existía una transferencia sólida conmigo y con los demás miembros del grupo. Recuerdo que, con frecuencia, dicha paciente comentaba en el grupo su intención de suicidarse y que poseía una pistola para dicho fin. Los miembros del grupo, a pesar de una acogida favorable a su malestar, manifestaban una cierta fatiga y rechazo a su repetición depresiva.

Fue en este contexto que, poniéndome también de pie y gritando por primera vez en dicho grupo dije: «¡Aquí soy yo quien decide si se debe poner fin o no a la palabra de alguien para que otro pueda hablar. Si creo que debo cortarle, aunque me equivoque, lo haré. Pero eso no quiere decir en absoluto que, si la hago callar, usted no exista para mí ni para los demás del grupo!»

Los límites nunca deben ser en nuestro trabajo un signo de rechazo sino más bien un signo de acogida.

La paciente pidió perdón al grupo y por primera vez, con lágrimas, nos habló de su hija y de las grandes mentiras que habían acompañado su propia vida. Al término de la reunión, ya fuera de dicho espacio, me presentó a su hija que la estaba esperando.

Prevengo rápidamente al lector que nunca imaginé con mi intervención los efectos que aparecieron posteriormente. Pero sí puedo afirmar que si no podemos delimitar, poner límites y cuidar continuamente el espacio en el que trabajamos, será difícil, por no decir imposible, que una flor pueda aparecer en dicho terreno.

Debemos trabajar el terreno sin descanso, es parte de nuestra función y formamos parte esencial y estructural del mismo.

Si en parte nuestro objetivo, dependiendo de la patología del paciente, es que una situación de crisis permita que los síntomas puedan ser subjetivados por quien produce dicha crisis, es, en esta misma situación de trabajo de subjetivación, donde se encuentran gran parte de las dificultades y contradicciones que van a aparecer en una dinámica grupal.

¿Cómo podemos ayudar a alguien a subjetivizar sus síntomas en una situación grupal?

A pesar de los interrogantes clínicos que plantea esta pregunta, pienso que siempre pueden aparecer situaciones nuevas en los que debemos situarnos de tal forma que los lazos transferenciales puedan evitar los efectos de alienación que todo grupo puede originar. Creo que este trabajo siempre es posible a pesar de la grave patología que puedan tener los pacientes y los momentos de fragilidad por los que puedan atravesar. A pesar de todo ello, debemos seguir haciendo posible que una demanda pueda articularse. Trabajar estos espacios, nuevos y crónicos al mismo tiempo, es parte también de nuestra función para que la palabra pueda tener efecto sobre ellos mismos, sin esperar únicamente que pueda venir de nuestro poder.

Su lenguaje puede ayudarlos a re-conocerse. El nuestro,

con frecuencia, sirve para resistir, quedándonos en una alienación defensiva. Pero el trabajo que se haga en el grupo dependerá, sobre todo, de la función del referente, como tercero, para situarse entre los miembros del grupo, para permitir que puedan aparecer novedades.

Otra paciente, con un comportamiento un poco distinto del que acabo de comentar, al golpearse la cabeza contra las paredes y hacerse daño cuando no estaba satisfecha, lo que pretendía no era excluirse del grupo o ser rechazada por él, sino todo lo contrario: llamar la atención de dicho grupo para que viniera en su ayuda.

Al producirse la identificación masiva de los miembros del grupo con su malestar, ella se encontraba con una enorme dificultad para manifestar su propia demanda. En ese momento, pongo una doble prohibición:

- En primer lugar recuerdo a la paciente, y también a todo el grupo, que en este lugar no estamos para «actuar» sino para manifestar con palabras el propio malestar.
- Después aclaro a los miembros del grupo que tenemos que soportar que el otro pueda acceder, incluso con sufrimiento, a manifestar su demanda... Y que del peligro que eso conlleva ya me ocupo yo.

Y concluyo diciendo a la paciente:

No merece la pena hacerse daño para pedir ayuda; tiene que buscar otras formas de hacerlo.

Y responde:

El único que me quiere es mi perro. Mi madre ni escucha ni comprende nada de lo que me ocurre.

En las últimas sesiones de terapia de grupo, los actos violentos disminuyeron hasta desaparecer prácticamente, lo que posibilitó la vuelta de las palabras, esta vez, en un ambiente más distendido.

La asociación entre los límites y acogida, hizo posible que, más tarde, pudiera hacer una demanda de terapia, imposible en su historia clínica hasta ese momento.

Todos sabemos que, de forma general, en la vida y, más aún, en el ámbito de nuestro trabajo en psiquiatría, toda demanda es demanda de amor, pero que el objeto que envuelve dicha demanda, aunque sea en apariencia el más importante a sus ojos, no hace otra cosa que desaparecer a medida que creemos haberlo alcanzado.

Esta desaparición no se produce porque el encuentro entre la demanda de amor y su objeto no haya podido realizarse por nuestra voluntad o por nuestro propio esfuerzo sino, simplemente, porque el encuentro con un objeto que satisfaga nuestra demanda es estructuralmente imposible que se dé y, menos aún, que se complete.

En aquello que concierne a lo que llamamos «fracaso», tengo la impresión, reflexionando sobre mis propios fracasos, que en el hecho de no haber puesto más atención en la problemática que ya vehicula la demanda desde el inicio, está el posible fracaso posterior.

El tiempo que debemos dar al otro para que dé vueltas una y otra vez en torno a lo que cree pedir y querer, este tiempo que le debemos dar, forma parte importante ya del trabajo terapéutico, aunque conceptualmente lo llamemos «trabajo preliminar». Lo preliminar, aquí, forma parte esencial de su tratamiento. Olvidar este aspecto tan importante nos conducirá a caminos sin salida en la situación transferencial.

En efecto, una primera diferencia aparece a través de la materialidad en que se apoya la demanda:

- Los que presentan su demanda o la ausencia de la misma a través de un tercero.
- Los que se presentan solos para saber algo sobre su malestar.

El enfermo, en el primer caso, poco tendrá que ver con lo que pueda ser una nueva recaída, pero, sin embargo, sí propiciará un fracaso más en la historia de su patología. Si hablamos de la demanda, nos referimos a los que, de una u otra forma, se puede manifestar. Pero tiempo y medios son necesarios para que los pacientes puedan expresarla.

Sin embargo, no por eso debemos abandonar a su suerte a aquellos a los que su patología les impide manifestar con claridad su demanda. Ya dijimos algo a este respecto hablando de las instituciones y de su función mediadora.

Por esta imposibilidad, en enfermos graves y crónicos, lo que podríamos llamar demanda se manifiesta a través de colegas que ya no saben qué hacer con su paciente, utilizando cualquier posibilidad y pretexto para hacer una nueva derivación hacia otros lugares de los que han oído hablar, pero cuyos objetivos y medios no corresponden al cuadro clínico del enfermo.

No es mi intención entrar aquí en la discusión de esta dinámica entre colegas con demandas inapropiadas y respuestas inadecuadas. La pobreza de medios nos obliga a equilibrios disfuncionales. Esto no revestiría mayor importancia si no fuera porque volvemos a constatar el fracaso de la falta de nuevos espacios y, sobre todo, volvemos a cargar con un nuevo fracaso conocido ya de antemano, las frágiles espaldas de quienes llevarán de nuevo dicha carga... a ninguna parte... Salvo la de repetir imposibles, sabidos de antemano por nosotros mismos.

—¿Por qué ha venido usted?

—No sé. Es mi médico quien me envía. Estoy aquí por mi esquizofrenia, porque soy TLP[25] y estoy aquí para que ustedes me den una respuesta.

Respuestas que estamos cansados de oír continuamente y que no son, como vemos, una demanda; forman parte del síntoma, sin que pueda aparecer, en ningún momento, una palabra del sujeto que pueda encontrar una apertura posible a su propia demanda.

Ello no quiere decir, ni mucho menos, que toda demanda canalizada por dichas vías vaya directamente al fracaso, ni que la demanda expresada por el propio sujeto sea un signo de que ha ocurrido algo terapéutico.

Sólo quiero poner el acento en la diversidad con la que la demanda puede disfrazarse o bien ocultarse.

Hay demandas que se visten de fiesta, otras deambulan por la calle con signos de miseria tanto social como psíquica y otras, creyendo que simplemente con los trajes de su síntoma nos dicen todo, sin nada más que expresar que su malestar.

Me acordaré siempre de la forma que tomó mi demanda de análisis por primera vez con Tosquelles.

Había preparado muy bien mi demanda para darme cuenta luego que era para no decir nada. Decía algo así como:

> Puesto que estoy aquí en la misma institución con usted, podría aprovechar para comenzar un análisis... que me ayudará ciertamente de cara a mi trabajo con los pacientes... Quizás también me será útil para mi futuro profesional.

---

25. Trastorno Límite de la Personalidad.

Su respuesta era siempre el silencio, sin ayudarme a retomar la cuestión que me había llevado allí.

En un momento de despiste por mi parte, algo de mi defensa debió flaquear y dije algo así como « tengo algunos problemas y quizás un análisis...», y, sin dejarme terminar esta vez, me indicó el lugar del diván para continuar con lo que había dicho.

Justo cuando ya no sabía cómo seguir, dando vueltas sin decir nada para esconderme de mi propia demanda y de mi propio malestar, es ahí donde pudo comenzar el camino para que algo pudiera salir de mi boca, sin seguir llenándola para que nada pudiera salir de ella sino meras resistencias .

Como psicoanalista, mis fracasos tienen que ver con haber creído demasiado pronto que había comprendido algo de la demanda del otro y que tenía también algo que ofrecer al otro para que pudiera comer y alimentarse, sin haberle dejado dar vueltas en torno a lo que se ocultaba tras la manifestación de sus propias necesidades.

En la dinámica de grupo, las dificultades en torno a la demanda de cada uno se multiplican. ¿Cómo utilizar y prever los efectos de mi palabra en la diferencia de cada uno y cómo prever los efectos de sus propias palabras sobre cada uno de los asistentes al grupo?

A pesar de las dificultades y de las complejidades señaladas, dichos lugares de palabra, para el grupo, pueden ser muy benéficos en muchos de los casos, como hemos podido comprobar.

Ciertamente, en el grupo poco sabemos, sobre todo al inicio, de cuáles son y de qué están hechas las cicatrices de cada uno. Evitar todo sufrimiento y no sentirse tocado en dichas situaciones grupales es misión imposible.

Algunos pacientes nos lo expresan, a veces, con claridad:

Asistir a esta reunión no me viene bien. No soporto el sufrimiento de mis compañeros; bastante tengo con lo mío...

A pesar de ello, yo siempre añado:

¿Por qué no poner palabras a los acontecimientos que han dejado huellas en nosotros y nos hacen sufrir?
—Porque hablar no me ayuda, —responden con mucha frecuencia— tengo que intentar sacar el odio de otra manera.
—Muchos días quiero irme de la reunión por miedo a sacar problemas dolorosos que duermen en mí —decía una paciente.
—Mejor es hablar para que todo salga —decía otro.
—Aún hoy sueño con la muerte de mi sobrino pequeño y en las palabras que hubiera podido decirle y que nunca le dije...

Sólo son algunas frases dichas y repetidas por algunos pacientes a propósito de los efectos de la reunión a la que asisten «para hablar».

¿Cómo ayudar, a través de un lugar público, a propiciar un trabajo de duelo personal y subjetivo, cuando las palabras de unos y otros no respetan los tiempos ni el ritmo de cada uno de los presentes?

En referencia al duelo, aún siendo este un trabajo estrictamente personal, en la dinámica grupal debemos ser en extremo cautos y delicados para no empujar al otro hacia una dirección que, aunque nos parezca evidente puede resultar peligrosa para el interesado si este, con nuestra interpretación, nada ha visto ni puede aún ver en la dirección señalada. Es, en estos casos, en los que claramente cabe hablar de «interpretaciones salvajes».

Sin duda habrá situaciones en las que deberíamos poner límite tanto a nuestras propias palabras como a las de los demás, pues quizás los peligros de sus efectos son mayores que los posibles beneficios. Con los límites, una dificultad añadida es saber si vienen impuestos por nuestra parte como una consecuencia lógica de lo que en ese momento y transferencialmente está en juego, o si los límites son una respuesta a nuestra impotencia por la forma en la que los decires de los demás han dejado tocado nuestro narcisismo.

Mi forma de intervenir en una ocasión con una paciente fue decirle:

> Si no puede soportar la palabra de los demás en el grupo, vaya a ver a su psiquiatra para replantear la oportunidad de su asistencia al grupo...

A mi entender, mi respuesta era la continuidad lógica a una repetición depresiva por su parte, con síntomas melancólicos y que tenía efectos depresivos sobre otros miembros del grupo, frágiles en aquel momento. No tuve la suficiente paciencia para darle otro tiempo, el tiempo que ella necesitaba para que, más tarde, quizás en otro lugar, pudiera hacer un trabajo sobre y con su síntoma, a pesar del sufrimiento que ello conlleva. Pero dicho trabajo quizás no era posible en ese momento.

Soy consciente de que en un trabajo clínico en grupo no se pueden evitar todos los riesgos. Pero aun así, sigo creyendo que facilitar la palabra a un sujeto que sufre con sus síntomas y que no puede manifestarlo de otra forma, puede ejercer sobre su malestar beneficios terapéuticos mayores que el silencio.

Recuerdo, una vez más, que nuestra función debe consistir en mantener disponible un espacio para que el otro, pudiéndose oír, se re-encuentre.

¿Cómo podemos darnos cuenta en cada momento, a través del material que los pacientes traen, de lo que cada uno necesita, rodeados como están en ese momento por las palabras de los demás pacientes?

¿Cómo hacer para que lo que ha podido despertarse en mí, gracias a lo dicho por ellos, no haga irrupción en el espacio transferencial que debe seguir estando a disposición de los otros?

He aquí algunos de los rasgos necesarios que aparecen continuamente en la dificultad de mantener nuestra función. Trabajo interminable. Por eso, para continuar dicho trabajo, necesitamos reuniones diversas que nos permitan reflexionar y analizar las múltiples resistencias, sean estas individuales o institucionales. Por esa razón, quiero referirme ahora a las reuniones que existen en numerosas instituciones y que denominamos «reuniones de supervisión».

VI. Reunión de supervisión

Quisiera dejar aquí una breve reflexión personal en lo que concierne a la función especifica del psicoanalista respecto a la llamada reunión de supervisión. Para mí, se trata claramente de la función de un analista **en** una institución y no del analista **de** la institución.

Pero antes de continuar hablando de la institución y de su demanda dirigida a alguien para asumir la función de supervisor, debemos saber algo sobre dichos lugares y espacios institucionales y verlos también como una empresa o establecimiento en el que prever cualquier cambio en su funcionamiento interno que, con frecuencia, puede aparecer como un verdadero peligro que para la mayoría de sus responsables es preciso evitar.

Para muchos responsables de la institución suele aparecer la necesidad de hacer comprender a su entorno que es mejor que muchas cosas que tocan a la dinámica institucional no sean dichas, en aras de preservar el bienestar de todos los miembros del grupo que trabajan en dicha institución.

Pero considero que empresa e institución sanitaria, en este caso, deberían caminar en la misma dirección por y para el bien de todos, con el fin de ocuparse mejor del sujeto enfermo para unos, y del cliente para otros, aunque a primera vista, el objetivo y medios para conseguirlo deberán diferenciarse según nos centremos en uno u otro de los objetivos señalados.

Sin adentrarnos en los meandros complejos por los que navega el trabajo sobre el deseo, cualquier empresa corre el riesgo de no conseguir su propio objetivo.

El psicoanalista está ahí, en esa función de supervisión, para facilitar la circulación de la palabra.

En aparente contradicción con mi práctica institucional, diría que ningún análisis de una institución es posible desde el exterior.

Por eso la demanda debe provenir siempre de una mayoría que forma el equipo que trabaja en dicha institución.

No debe escapar a los miembros del equipo que hace la demanda el por qué de dicha demanda y su finalidad. Nos queda la gran dificultad del qué y cómo trabajar el sentido de dicha demanda. El analista siempre deberá tener en cuenta el trabajo del colectivo, y su trabajo jamás debería ser consecuencia de las interpretaciones salvajes del propio analista, ni de sus ideologías, ni de sus ideales, todo ello ajeno al lugar y al equipo con el que trabaja.

Siempre habrá la posibilidad, aunque no es fácil, de interrumpir un trabajo que nos parezca imposible, de no continuar únicamente sosteniendo una aparente calidad de trabajo clínico.

El psicoanalista, en dicha función, no es el que controla un trabajo para verificar su calidad, ni el que viene con una super-visión sabia sobre todo y todos los demás. Ni tampoco le veo como al «bufón del rey» que trae aquí lo escuchado en otros lugares.

Su tarea debe ser la de facilitador, para que la elaboración, reflexión y análisis sobre espacios, funciones y lazos transferenciales sean posibles y dinámicos. Sin el soporte para acoger y elaborar las dificultades de todos los miembros del equipo, el trabajo de acompañamiento y escucha permanente que deben mantener será, fácilmente, insoportable. Sería necesario, o al menos deseable, que la mayoría del colectivo fuera sensible a dicha demanda.

Los efectos terapéuticos sobre los pacientes no proceden ni de la propiedad privada de los estatutos ni de las funciones privilegiadas de algunos miembros del equipo, por muchos títulos que posean.

Dichos efectos pueden aparecer en el momento y lugar más inesperados, pero dichas apariciones aleatorias pueden ser beneficiosas si el cuidador o el terapeuta (digo esto de forma general) que ha sido «escogido» por el paciente no se encuentra solo y, con frecuencia, atrapado como en una tela de araña, tejida esta de amores o de violencia. Así nos lo expresaba una educadora, con una cierta angustia, por encontrarse en una situación transferencial intensa e invasora con un niño psicótico.

Esta tarea debería ser primordial en una institución con o sin psicoanalista, para poder enfrentarnos a nuestras resistencias y no huir con facilidad ni abrazarnos a las situaciones delicadas con las que con frecuencia nos encontramos.

A veces, como consecuencia de una moda —siempre pasajera— o de una situación de crisis, se plantea la supresión de lugares de reflexión y de análisis que aparecen aún en muchos lugares, como algo inútil en nuestra tarea terapéutica.

No debemos confundir estos lugares con un espacio meramente catártico en el que podemos deshacernos con facilidad de nuestras inquietudes.

Es por esa razón que la demanda debe tener su origen en el equipo a no ser que, desde el origen y desde la dirección, dicha forma de trabajar constituya parte estructural de la política clínica del funcionamiento de dicha institución.

A esta demanda institucional, debe responder también el deseo, por parte del analista, de comprometerse en el trabajo de la complejidad institucional. En contacto con el doctor Tosquelles y, durante algunos años, constatando desde lejos la práctica de mi amigo, el doctor Oury (fallecido recientemente) en su clínica de La Borde y con la aportación teórico-conceptual de Lacan, he creído siempre en la necesidad del compromiso del psicoanálisis y de los psicoanalistas con los lugares de hospitalización psiquiátrica para los enfermos más frágiles. Ya sé que por el mero hecho de estar presentes no se arreglan los problemas, y es precisamente por eso que nos tenemos que preguntar continuamente «cómo estar», sea cual sea la función que ocupemos.

¿El hecho en sí de intervenir en las instituciones es contradictorio con la ética psicoanalítica y con la llamada neutralidad?

¿Dicha neutralidad es sinónimo de no sentir y no intervenir?

Cuestiones que son fáciles de plantear pero no tan evidentes de responder y menos aún de resolver.

En las reuniones de supervisión yo animo a todos los asistentes a que digan «cualquier cosa, incluso tonterías que se nos puedan ocurrir», siempre que esas ocurrencias tengan relación con nuestro trabajo y con nuestra función.

Mi intervención debe huir siempre de toda deriva ideológica y de todo saber que no provenga del caso clínico en cuestión y de las situaciones problemáticas vividas en la institución y traídas para ser elaboradas en la sesión.

De todas formas, siempre deberá tratarse de la clínica del sujeto en un contexto institucional y, también, de los efectos que la complejidad clínica institucional pueda tener en nosotros como analistas.

En cuanto a la cuestión sobre la neutralidad, ¡ojalá nunca sea indiferente al sufrimiento y a los problemas diversos y complejos de los demás!

Para mí lo importante no es tanto si algo del otro me ha tocado sino, más bien, qué y cómo hacer con el impacto que el otro ha provocado en mí. Sin duda el análisis personal es necesario y ayuda a ello, pero no se puede pedir a todo el mundo que haga dicho trabajo. Por eso, la institución debe proveerse de un mínimo de medios para reflexionar respecto a las consecuencias que las relaciones indispensables con los pacientes originan.

Seamos terapeutas, analistas, educadores, cuidadores o cualquiera que trabaje en contacto con el enfermo mental, el trabajo que hemos de realizar sobre nosotros debe ser un trabajo permanente. Este trabajo debe impedir que nuestros sentimientos, afectos, ideales, etc., se apropien del espacio transferencial que debe permanecer siempre en función de disponibilidad permanente.

Cuando hablo de espacio transferencial estoy hablando de nosotros, como espacio único y privilegiado en el que el otro pueda apoyarse para aparecer.

Dichos espacios no los debemos dejar vacíos, neutros, ni tan limpios «de todo» que nadie se atreva a poner sus pies. Debemos trabajar estos espacios institucionales, pero sin nuestros saberes, para no convertir al otro en mero objeto de nuestra ciencia.

Hacer posible un otro saber, para verse de otra forma, para que cada uno tenga la posibilidad de verse diferente, debería ser la finalidad de la clínica del sujeto.

Para que se dé esta posibilidad, el tercero, sea o no analista, no debe presentarse como «una estrella», punto de referencia para los demás. En ese caso, con frecuencia, la luminosidad de la estrella puede cegar al otro y, así, a toda posibilidad de otra mirada sobre sí mismo.

En una época no muy lejana, en los años 1970 y 1985, la moda en la clínica consistía, a menudo, en desposeer a los padres y profesores de su propia responsabilidad, para que viniesen a pedir consejo, escucha y obediencia a los sabios de la ciencia educativa infalible que representábamos los psicólogos y psicoanalistas diversos. Pero, en lugar de ayudarles a que ocupasen mejor su lugar, los únicos que podían y debían ocuparlo, se les invitaba a desaparecer para que pudiera aparecer mejor «la verdad, el saber que aparecía como la única verdad que podía tranquilizar», portadora de la única respuesta posible.

El espectáculo es el mismo pero los actores han cambiado. El lugar de los «sabios» lo hemos sustituido por «la medicación como remedio tranquilizante y único para todo malestar».

Hemos conseguido así el milagro de hacer creer a padres y a cuantos profesionales rodean al niño, que si aparece un déficit de atención o síntomas hiperactivos —como decimos hoy— en los niños que perturban el buen ambiente escolar, la responsabilidad, como buenos padres que deben de ser, les debe de llevar a pedir una buena y adecuada medicación para sus hijos, aunque sepamos que, con frecuencia, los resultados terapéuticos de dicha medicación son nulos en lo que concierne a las causas de su malestar y también en lo que concierne a sus síntomas.

Nadie se pregunta ya, ni quiere saber, por qué el niño con sintomatología de hiperactividad prefiere estar siempre en movimiento, en otro lugar, en otros múltiples lugares y no en «su lugar». Quizás porque nadie ocupa su propio lugar, su función de acogida desde su función específica, como pueden ser la de padres, maestros, psicólogos, etc.

La supervisión, como espacio de reflexión y de análisis

de nuestra práctica clínica debe, al contrario, permanecer como lugar donde cada uno, con sus dudas, pueda volver de nuevo a su lugar y, en lo que a nos concierne, a ese espacio transferencial, para lograr un posible efecto terapéutico en el paciente.

La supervisión debe ayudar a que cada uno se ubique en su función y no esperar a que la respuesta venga de dicho lugar. Sería una actitud alienante, pues llevaría, a quien así espera, a ausentarse de un lugar y espacio que sólo él puede y debe garantizar con su presencia.

Ante la prioridad que damos a la palabra, dichos lugares pueden aparecer, y más aún hoy en día, como lugares de una repetición ilusoria y utópica, sin efecto alguno en lo que concierne a los verdaderos problemas que necesitan decisiones.

Hablar para no decir nada o hablar por hablar, sin tomar decisiones, ¿para qué sirve? Insisto en que, a través de la palabra y de su efecto sobre nosotros, se puede llegar a tener un «discurso realista» sobre la forma de entender nuestro trabajo cotidiano.

La palabra, como ya he dicho anteriormente, no puede ser una mera catarsis, ni un decir inútil, sino más bien un decir que va a permitirnos «un mejor hacer», con mayor disponibilidad hacia el otro. Y esta responsabilidad nos incumbe a todos.

También dichos espacios deben ayudarnos a evitar un deslizamiento hacia una cronicidad natural y hacia el confort al que nos lleva la rutina vestida de impotencia e inutilidad aparente de nuestro trabajo.

Lacan ya nos lo advertía a través de uno de sus discursos dirigido a los psiquiatras:

¡Dios mío, por qué nunca vieron claramente de qué se trataba en su relación con la locura a partir de una cierta época! No lo han visto, Dios sabrá por qué, justamente porque tenían todos los medios para verlo. Sencillamente porque el psicoanálisis estaba ahí y el psicoanálisis es muy difícil. Demasiado difícil. ¿Por qué? Porque del psicoanálisis han hecho, simplemente, algo que podríamos llamar más bien un medio de ascenso social. ¿Ascenso social a qué? Justamente acceso social a una cierta tranquilidad.

Estoy bastante de acuerdo con quienes se preguntan para qué puede servir la intervención exterior de otro profesional y en qué puede ayudarnos ese profesional.

Hablando de esta problemática con Oury, me decía:

> ¿Para qué dicha función si no conocen nada de los problemas de la institución que vivimos desde dentro?

No quisiera simplificar la pregunta con la respuesta:

> Puesto que hay una demanda que se expresa, debe haber una escucha y quizás una respuesta a dicha demanda.

Diría más bien:

> ¿Por qué el saber que hay en el interior de los problemas no es suficiente para poderlos hablar y encontrar soluciones? ¿De qué manera puede tratarse la demanda y de qué «saber» se trata aquí?

Para una fuga de agua cuyo origen es visible no necesitamos un gran especialista. Pero si dicho origen no se encuentra fácilmente... ¿Por qué una gran parte del colectivo no cree conveniente ni siquiera buscar para encontrar?

Es evidente que —y en esto estoy de acuerdo con Oury— ni los del interior ni los del exterior conocen algo de la complejidad humana y, aún menos, en colectividad; de ahí que se pida a un tercero que con sus palabras no encuentre ya las causas sino facilite la palabra para que desde el interior de esas mismas palabras surja lo que originó sus síntomas.

¿Hay que responder, pues, a una demanda? Lacan nos recuerda en su seminario sobre la transferencia que:

> No estamos ahí para reconfortar y menos aún para seducir, sino para aprender y saber lo que falta, sobre todo para el analista, en una posición trampa de supuesto saber.

Para esta función de analista o terapeuta, y, más aún, en un contexto institucional donde las trampas imaginarias se multiplican, nos tenemos que deshacer de todo supuesto saber sobre los lugares y sus habitantes con los que vamos a convivir y estar más disponibles como espacio, para que los demás, hablando, puedan encontrarse dando vueltas alrededor de sus síntomas.

Mientras las instituciones psiquiátricas existan, el psicoanálisis y los psicoanalistas no deberían permanecer ajenos e indiferentes a cuestiones que nos conciernen, también en un contexto institucional. En mi función como analista en instituciones puedo testimoniar que la tarea es, ciertamente, muy delicada, y sus resultados controvertidos y, con frecuencia, muy limitados.

Pero, si ante tanta dificultad no queremos testimoniar ni hacer posible un decir para cada uno, la rutina y el confort, como ya nos recordaba Lacan, terminarán fácilmente con nuestra ética, sobre todo en momentos como el que atravesamos, en los que la evidencia de algunos nos empuja a aceptar como soluciones únicas, de «sentido común», sólo las que aparecen como actos eficaces.

Una vez más debemos estar presentes para decidir y mantener los espacios «de un decir» que pueden incomodarnos pero que, al mismo tiempo, son necesarios para que otras verdades pueden aparecer o, al menos, no queden enterradas como posibilidad, teniendo esto lugar con nuestro consentimiento y silencio.

Cuando estaba escribiendo estas líneas, un paciente delirante crónico llama a la puerta de mi despacho en la clínica donde trabajo. Me cuesta dejar de lado la elaboración de mi discurso para prestarle atención y darle un poco de mi tiempo. ¡Qué fácil sería escuchar solamente lo que de nosotros viene! Sin embargo, sin este corte que el otro introduce en mi extraordinario discurso, una elaboración clínica es imposible.

Precisamente es ese corte, esa interrupción que nos incomoda, la que nos dará el material necesario para elaborar los efectos de todo encuentro, siempre que lo sepamos acoger.

¿Lugares para no decir nada y sin efecto alguno?

Un educador presenta el caso de un paciente:

> Creo que nos hemos equivocado admitiendo a este paciente en nuestro servicio. Se repite continuamente, no puede escuchar nada, no se moviliza; imposible, por el momento, que pueda dar unos pasos hacia un trabajo que le facilite una cierta integración social, precisamente, el objetivo de nuestro servicio.

Pero, al mismo tiempo y a lo largo de la reunión, los intercambios que se producen entre los miembros del equipo dejan entrever también «otro paciente», tan verdadero como el anterior, que aparece como un paciente presente, siempre acudiendo a la hora, viniendo al servicio él solo en bicicleta todas las mañanas y contento de estar junto a los demás. Los otros pacientes o *stagiaires*[26], como se llaman entre ellos, le han aceptado muy bien, pese a su evidente diferencia.

¿Qué hacer, pues, con esta «mala indicación» o esta indicación equivocada si, al observar al paciente, constatamos una mejoría en su evolución en un servicio que no parece muy adecuado para él? Sólo quiero señalar la contradicción que se presenta, sin llevarla hasta el extremo de querer cambiar los objetivos de un servicio ni los medios apropiados para conseguirlos.

Pero lo que sí aparece con claridad, como consecuencia de la reflexión conjunta, es que algo debemos cambiar para que el paciente sea aceptado y siga en el servicio, puesto que constatamos su mejoría aunque no estuviera prevista.

Traigo a colación esta anécdota únicamente para señalar, una vez más, qué efectos puede tener una palabra, el poder darle un lugar y constatar así cómo nuestras certezas pueden tomar otros caminos, desconocidos incluso para nosotros mismos.

La buena evolución, como en el caso que nos ocupa, ni siquiera la podemos considerar una evolución positiva, puesto que los elementos de medida que disponemos no pueden dar cuenta de tales detalles.

Entre la constatación de los efectos positivos en el paciente —entre otras cosas por la acogida y acompañamiento que los demás le han hecho (tanto pacientes como miembros del equipo)— y la demostración científica de dichos efectos, se abre un abismo muy bien utilizado hoy por quienes no admiten dichas evoluciones sin el sello oficial de «científicamente probado», aunque la clínica nos lo muestre con claridad.

---

26. Pasantes.

Así, podemos oír decir a un médico psiquiatra que está en prácticas, durante una reunión clínica:

> ¿De qué nos puede servir seguir discutiendo sobre un caso tan difícil y con pronóstico desfavorable?

Respondiendo a la pregunta que el psiquiatra se hace, hablar de un paciente es no olvidarlo, y eso, puede cambiar la calidad de su vida aunque sea un caso grave y crónico. ¿Es poco? Mucho peor sería si, además de su patología y sufrimiento, estuviera olvidado por todos los otros, por pensar que hablar de él es perder el tiempo. Demostrarlo no siempre es fácil, constatarlo lo podemos hacer todos los días con facilidad.

Una manera directa de disminuir la distancia que nos separa de la norma con la que se nos pide medir hoy en día, sería la de acercarnos a «la verdad científica», poniéndonos en lugar de un saber seguro con el cual podamos acallar a los demás con nuestras certezas.

Pero podemos correr el riesgo, como vemos en nuestros congresos y encuentros entre sabios especialistas, de generar un discurso filosófico o ideológico que nos aleja de la clínica y de la escritura insoportable que nos trae el inconsciente.

Y los efectos de dichos discursos serán más nocivos aún puesto que se originan desde la función misma que debería denunciarlos.

A no ser que, como nos recuerda Lacan, citando a otro analista:

> Es por esa razón que yo jamás atacaré las formas instituidas, porque me aseguran, sin problema, una rutina que constituye mi confort.

Creo que debemos defender ese lugar que tenemos en un medio institucional para no caer en el confort conformista y rutinario, alejándonos así del paciente y aislándonos aún más en nuestra autosatisfacción.

Aunque el trabajo en una institución nos dé pocas satisfacciones en relación con las energías utilizadas (gastamos más energía en los conflictos que creamos que en los que presentan los pacientes), debemos mantener abierta siempre la posibilidad de «una transferencia a un supuesto saber» sobre el deseo. Sin ello, la palabra del enfermo será olvidada o reducida y reemplazada por la nuestra sobre él.

La peor de las segregaciones, junto con la miseria, es aquella que no deja ninguna posibilidad ni lugar a la palabra del otro, porque el otro, sobre todo un enfermo mental, no tiene nada que decir.

En toda institución hay permanentemente intersección de estos dos tipos de discurso:

- El discurso **sobre** el paciente.
- El discurso **del** paciente.

Dado que la mayor parte de las veces el paciente psicótico grave no pide nunca nada de forma explícita, nuestra función debería consistir en hacer posible el paso del discurso «sobre» el paciente hacia el discurso «del» paciente, creando para ello posibilidades a una transferencia, aunque siempre frágil, con dichos pacientes.

La institución habla con el discurso del lazo social que, en efecto, hay que escuchar. Pero nuestra tarea se sitúa en otro terreno.

En efecto, a través de lo social como soporte (por ejemplo, un club terapéutico), debemos construir, preparar, acompañar y mantener espacios para los pacientes en los que el deseo pueda aparecer. Nuestra función debe facilitar la búsqueda de la verdad propia de cada uno, es decir, la verdad que nos viene del inconsciente.

Esta función, nuestra función, nos pone en peligro, nos expone de manera permanente y tememos que el material que de ellos proviene pueda caer como un «meteorito» en nuestro pequeño planeta que creíamos y queríamos que estuviera bien tranquilo y protegido.

Lo repito una y otra vez: nuestra primera tarea debe consistir en producir y hacer posible las condiciones de una palabra, de un lenguaje, y esto en cualquier espacio institucional. Para ello digo —y me repito— necesitamos un trabajo permanente sobre nosotros mismos que nos permita acoger y escuchar la discontinuidad con la que el material inconsciente acostumbra a hacer sus apariciones.

Solamente en estas condiciones de análisis permanente sobre nosotros y nuestra práctica clínica en un contexto institucional, podremos asegurar un lugar posible para garantizar la emergencia de una palabra libre que pueda hacer más soportables la angustia y el sufrimiento que se movilizan en quienes los llevan, los pacientes.

Mientras las instituciones de cuidados psiquiátricos existan para acoger y tratar una patología psíquica y su evolución (y creo que, de una u otra forma, deberían siempre existir), el análisis de nuestra práctica y la clínica psicoanalítica deben estar presentes... A no ser que «la rutina y el confort» hayan hecho que nuestra ética profesional haya desaparecido.

Si algo merece y necesita un análisis permanente de nuestra práctica clínica en el contexto institucional es todo lo que rodea a lo que podríamos llamar la transferencia y su complejidad.

VII. A propósito de la transferencia

Transferencia, club y encuentro

Como nos adelantan J. Laplanche y J. B. Pontalis en su *Diccionario de psicoanálisis*:

> Transferencia designa, en psicoanálisis, el proceso en virtud del cual los deseos inconscientes se actualizan sobre ciertos objetos, dentro de un determinado tipo de relación establecida con ellos y, de un modo especial, dentro de la relación analítica.[27]

En una institución, debemos trabajar, como ya lo he dicho en varias ocasiones, para crear e inventar espacios y objetos diversos que puedan facilitar encuentros transferenciales posibles. Encuentros que, sobre todo en lo que respecta a los más aislados debido a su patología, pueden ayudar a «transferir» algo de él sobre el otro o bien sobre los objetos diversos puestos a su disposición.

Sin olvidar que, si dicha transferencia se produce, será

---

27. J. Laplanche, J-B. Pontalis, *Diccionario de psicoanálisis,* Barcelona, Paidós, 1996.

siempre frágil y disociada como lo es el sujeto que la origina.

Si el lazo en la psicosis no existe o es frágil, su transferencia también lo será. Y es por ello por lo que Tosquelles y Oury nos hablan «de una transferencia disociada o multireferencial».

Si para Freud la transferencia aparece como un «proceso espontáneo» (en el momento en que aparece le da tanto miedo a Breuer que abandona el tratamiento que lo provoca), la transferencia es también un fenómeno que se puede manejar a través de la interpretación.

Si aceptamos y entendemos con facilidad el concepto de «espontáneo» utilizado por Freud, teniendo en cuenta el momento histórico de su descubrimiento, hoy podemos decir que dicha espontaneidad se prepara, e incluso, es provocada y esperada en el «contexto artificial» del tratamiento.

En la patología neurótica, con la transferencia nos encontramos ante un posible encuentro artificial que debe conducir a un verdadero encuentro, nudo central que debe atravesar el tratamiento para que el paciente pueda abandonar progresivamente ese lazo.

Artificial porque el marco está preestablecido con normas y límites bien precisos que no debemos ignorar.

La demanda dirigida a «un supuesto saber» señala la puerta de entrada para dos personajes que aceptan las reglas de juego: el de «semblante del saber» (*semblant du savoir*).

Encuentro artificial, alienante y verdadero, al mismo tiempo, necesario para el proceso del tratamiento. Por medio de otra mirada sobre sí mismo por la luz aportada por sus propios «decires», gracias a asociaciones libres y a interpretaciones apropiadas, será posible que esta situación artificial y alienante desaparezca.

En el universo de la psicosis no es suficiente «crear un

marco artificial» para que un lazo aparezca y, menos aún, para que el interlocutor, si es que lo hay, sea investido como poseedor de «un supuesto saber».

Existen múltiples interlocutores posibles así como espacios y objetos diversos capaces de acoger migajas de posibles transferencias multireferenciales y disociadas. Los recorridos personales a través de los objetos y espacios apropiados, pero siempre acompañados con una presencia, facilitarán lo que Pankow llamará «injertos de transferencias».

Aquí, no podemos hablar ni de un supuesto saber ni de una posible interpretación para el otro.

Ante todo, debemos prepararnos para acoger a los sujetos psicóticos para algunos de los cuales quizás representamos «un tener» que podrá llenarles, pero en ningún caso, un «saber», inútil en su situación.

Acoger a quien está así pegado a la realidad cuando se hace presente demanda otra interpretación diferente a la que podríamos ofrecer sólo a través de la palabra.

La angustia que esa forma de pegarse nos provoca nos debe conducir a un trabajo de elaboración colectiva y permanente con el fin de que el lazo, «aunque frágil y disociado», pueda mantenerse al menos en lo que concierne a nuestra función. Y, para ello, ya hemos hablado de la necesidad de organizar reuniones con esta finalidad.

Si a pesar de las dificultades para acoger y sostener las posibilidades de «una transferencia psicótica», queremos «provocar» la posibilidad de su aparición, debemos dar una vuelta por lo que puede representar y ha representado, como trabajo de invención posible, el llamado «club» —o sus equivalentes— en una colectividad de enfermos graves crónicos.

Como Lacan afirma en su seminario sobre la transferencia:

Es imposible eliminar del fenómeno de la transferencia el hecho que se manifiesta en la relación a alguien a quien se habla y que la transferencia está, a su vez, situada en posición de sostén de la acción de la palabra.[28]

La situación a la que nos conduce la transferencia en el mundo de la neurosis nada tiene que ver con el mundo de la psicosis ni con otros encuentros que pueden surgir a lo largo de nuestra existencia.

En los encuentros que se producen a lo largo de nuestra vida, tanto personal como profesional, los caminos ni están previstos ni los prefabricamos con anterioridad. Es el azar —dirá Oury— y añade que hay que construir dicho azar.

Más adelante diré unas palabras sobre otros elementos que, a mi juicio, intervienen con anterioridad y que descubrimos *a posteriori*, para que un encuentro pueda tener continuidad. Puede ser que el terreno que cada uno ha sembrado, los intereses y lugares escogidos a lo largo de nuestra historia, tengan algo que decirnos de esos encuentros, que han sido un éxito o un fracaso.

Pero por el momento, volvamos al recorrido que debemos proponer, sobre todo, a los psicóticos, para que puedan lograr algún encuentro, aunque este sea disociado.

El club, como estructura, debe ser sólido desde un punto de vista jurídico, administrativo y económico, para que podamos utilizarlo como una institución de intercambio para y por los enfermos. Hay una amplia bibliografía en lo que concierne al club, sobre la cual daré algunas referencias al final de este libro. El objetivo al que apuntaba su existencia era alcanzar una mayor independencia respecto a la jerarquía vertical del hospital, organización lenta desde un punto de vista burocrático.

---

28. Jacques Lacan, «La transferencia», *El Seminario*, Libro 8, Buenos Aires, Paidós, 2003, pág. 200.

¿Por qué apareció la idea de crear un club?

Si bien para quienes practicaban lo que se daría en llamar una «psicoterapia institucional», uno de los aspectos centrales consistía en propiciar intercambios que favorecieran encuentros entre pacientes. La organización jerárquica de los establecimientos de la época (hoy con otros medios y principios volvemos en parte a lo mismo), hacía imposible la mínima flexibilidad que permitiera que dichos intercambios tuvieran lugar.

Esta independencia de la institución club respecto al establecimiento que lo acoge y sostiene no puede ser absoluta, puesto que el club necesitará un intercambio de medios con el hospital para poder sostener su viabilidad y, así, poder existir. Esta aparente contradicción nos condujo a constatar que únicamente los establecimientos que aceptaron una «cierta subversión» de su organización y funcionamiento permitieron su creación.

El club, desde este punto de vista, es una herramienta para luchar y hacer un trabajo crítico hacia la alienación social que se crea en todo establecimiento hospitalario como consecuencia lógica de su funcionamiento estructural, cuya principal finalidad es la de mantener su propia cxistencia.

El club, como organización administrativa, se sostiene sobre el derecho de poder asociarse, incluso de los pacientes hospitalizados bajo orden del juez y con medidas jurídicas estrictas.

A pesar de su hospitalización, han conservado lo que se llama su «capacidad civil» para poder administrar algunos actos y seguir siendo responsables de ellos, a no ser que el enfermo haya perdido toda capacidad de ejercer una cierta responsabilidad. El club es, pues, una herramienta de trabajo sobre la alienación social y psíquica que toda estructura puede originar.

Si ayer uno de los medios para luchar contra esta doble alienación psíquica y social fue el club, hoy el objetivo, aunque quizás no los medios, debe de ser el mismo. Nos corresponde la tarea de encontrar y escoger los medios más apropiados para poder continuar dicha tarea desalienante e interminable.

Nunca hemos de olvidar que debemos facilitar que los enfermos puedan ser, en la medida de lo posible, «actores» de su tratamiento o, como diría Tosquelles, que:

> El enfermo, en su producción, introduzca algo de él mismo convirtiéndose así, también, en un cuidador de su propio tratamiento.[29]

A partir de una pequeña estructura, como es una reunión donde se elabora la producción de una revista, querría explicar brevemente por qué hablo de «excusa» cuando hablo de estructura, de medios y de funcionamiento del club.

Nos reunimos cada 15 días y tenemos como objetivo la elaboración y publicación de una revista, editada por los mismos pacientes con nuestra ayuda. A esta reunión están invitados los pacientes hospitalizados y algunos que no lo están, aunque vienen a nuestros servicios extra-hospitalarios. Su patología es muy heterogénea y, en líneas generales, grave y crónica. Favorecemos la convivencia de pacientes con patologías diversas por los efectos que dicha diferencia y heterogeneidad pueden tener sobre ellos, aunque la dinámica de la reunión y otras actividades comunes encuentren dificultades para ello.

El número de pacientes que asiste a la reunión es, aproximadamente, de 15 personas y de tres miembros del

---

29. F. Tosquelles, *Le travail thérapeutique à l'hôpital psychiatrique*, París, Éditions du Scarabée, 1967, pág. 14.

equipo, entre los que me encuentro. El objetivo que nos reúne es la posible elaboración de una revista trimestral.

Los temas que tratamos se repiten con frecuencia: son múltiples, diversos y las posibilidades quedan siempre muy abiertas. Se puede hablar de cualquier tema, aunque su publicación dependerá de los límites que en dicha reunión podamos proponer todos como censura.

Por otra parte los temas, como su propia patología, son bastante repetitivos; se habla siempre sobre medicación, sobre los compañeros, sobre el equipo, sobre la sociedad y las dificultades para vivir en ella, etc., con apartados especiales para chistes y deportes.

Las funciones de los miembros del equipo en dicha reunión las hemos definido con anterioridad. Ante cada tema o problemática presentada por los pacientes, siempre planteo cuestiones que circulan alrededor de dichas problemáticas, para que el enfermo pueda «asociar» libremente, olvidando por un momento la finalidad de la revista como objeto a construir. Este momento de palabra libre siempre hace su aparición en la reunión, haya o no tema nuevo. En un momento dado de la reunión, cuando lo creo oportuno por la propia dinámica grupal, paso a otro miembro del equipo la palabra para recordarnos el orden del día y el objetivo de publicar la revista. Y, en ese momento, a todos se les pide su opinión y el esfuerzo de escoger, de entre todo lo dicho, lo que puede y debe de ser publicado.

Casi nunca falta material gracias al gran abanico de posibilidades que da la oportunidad a pacientes tan diversos, de ser actores de dicha revista. El hecho de no haber puesto como único objetivo de la reunión «hablar» ha hecho posible que pacientes interesados en hacer fotos, utilizar el ordenador, hacer entrevistas, etc., hubieran asistido y participado activamente en dicha reunión.

Podemos añadir que la creación material de una revista

nos ha congregado por razones y expectativas muy diversas. Y lo mismo podemos decir de todas las otras actividades propuestas dentro de una institución terapéutica. Se necesita una organización material con objetivos claros, pero en nosotros está saber utilizar el material que pudiera aparecer a lo largo de los caminos propuestos. Podemos contentarnos con el hecho de haber conseguido tener ocupados a los pacientes durante una hora. Pero, si miramos la estructura del club u otros equivalentes como intermediario material con posibilidades terapéuticas, el club y las actividades posibles en cualquier contexto psiquiátrico son, o deben de ser, parte de una estructura material necesaria «como pretexto y excusa» para que otros lenguajes puedan aparecer.

Considero que la estructura del club o estructuras similares sigue siendo necesaria y debe reinventarse de forma continua, siempre con la presencia acogedora de un miembro del equipo. Con los enfermos psicóticos graves y crónicos, sin este tipo de recorrido a través de lo material y presencia acogedora, es difícil favorecer la aparición de una transferencia aunque esta sea frágil.

Para poder «sostener y soportar» lo que a través de dicha transferencia caerá sobre nosotros, es preciso hacer un trabajo sobre nosotros mismos y en torno a nuestro propio deseo,

> ...y será esta especie de libertad interior la que nos permitirá acoger al otro con su desasosiego y angustia. Se trata de respetar, lo mejor que podamos, lo que es inaccesible: la opacidad del otro.[30]

Y para que de esta opacidad el otro pueda encontrar una pequeña luz, Lacan nos señala y nos indica las características que debería tener nuestra posición en la transferencia:

---

30. Jean Oury, *Itinéraires de formation*, París, Hermann, 2008, págs. 25-26.

Sería preciso que el analista se hubiera despojado de la imagen narcisista de su yo, de todas las formas de deseo en las que se ha constituido para reducirla a la única figura que, bajo sus disfraces, la sostienen: la del maestro absoluto, la muerte. Ese será el fin exigible al yo del analista, del cual se puede decir que no debe conocer sino el prestigio de un solo maestro: la muerte. Para que la vida, que debe guiarle a través de tantos destinos, le sea amiga.[31]

Como ya lo he repetido varias veces, el trabajo que debemos hacer sobre nosotros mismos es infinito.

Y, a propósito de un encuentro, nos podemos preguntar por qué se produce tal encuentro.

No hablo de «encuentros» fortuitos que se dan o que se presentan con motivo de un viaje. Todos tenemos alguna experiencia que contar sobre estos encuentros con direcciones intercambiadas, promesas sinceras de volvernos a ver, pero sin continuidad alguna en la mayoría de los casos.

¿Qué lectura podemos hacer *a posteriori* de encuentros que han tenido lugar por azar, de casualidad, si lo queremos llamar así, pero que tienen continuidad a través del tiempo?

¿Qué características encontramos en este tipo de encuentro?

La palabra «encuentro» me trae recuerdos de imágenes que hemos visto con frecuencia en algunas películas en donde los personajes se reencuentran en estaciones o aeropuertos. Con frecuencia asistimos a un abrazo con tiempos interminables, como si algo de inesperado y esperado, al mismo tiempo, en uno y otro de los sujetos que se encuentran, les llevase a unirse tan estrechamente como si el otro «tuviera» y guardase en su interior ese algo que buscamos sin poderlo definir con palabras.

---

31. Jacques Lacan, *Escritos*, vol. I, «Variantes de la cura tipo», Buenos Aires, Siglo XXI Editores, 2008, pág. 311.

Podemos hablar de un deseo inaccesible pero que necesita del cuerpo para poder expresar algo a través de este encuentro físico, aunque sepamos que el objeto nos es inaccesible.

Pero ¿qué es lo que el otro tiene de lo que podemos llamar «objeto de deseo» para que me lleve a querer estar siempre ahí y esperar algo?

El encuentro presupone un terreno hecho de la «historia de cada uno» (historia subjetiva), con huellas que el otro va a «despertar» de nuevo en mí. No es suficiente compartir una historia común. Los hermanos, incluidos los gemelos, nos lo demuestran todos los días. Tampoco es suficiente hacer juntos el mismo camino para que nos gusten los mismos paisajes. Como tampoco es suficiente con pertenecer al mismo país o territorio para defender los mismos valores bajo la misma bandera.

Cuando se produce un encuentro, creo que se es respetuoso con el jardín de cada uno, pudiendo así, al menos imaginariamente, cuidar y sembrar su terreno juntos, pero separados al mismo tiempo.

Hablemos de amistad, de amor o de espacio profesional, difícilmente podremos hablar de un verdadero encuentro si no hay un respeto por la historia singular de cada uno y por la posibilidad imaginaria de continuar el propio camino, en compañía del otro o de otros.

No hay vida en el bosque sin una larga historia que permita que los elementos que crecen en el suelo den la posibilidad a múltiples nacimientos. Es como cuando en un encuentro, tenemos la impresión de un reencuentro, aunque sea la primera vez que nos encontramos.

Hay encuentro porque «creemos encontrar» o reencontrar algo que buscábamos sin saberlo, algo que nos calma y nos da tranquilidad sin saber tampoco por qué.

«El flechazo» (*le coup de foudre*), contrariamente a lo que estamos diciendo del encuentro, es un acontecimiento que se precipita sobre nosotros, cogiéndonos por sorpresa la mayor parte de las veces. Se produce un choque ante un acontecimiento inesperado, un choque afectivo y pasional con efectos físicos evidentes.

De hecho, y contrariamente a lo que recordaba en cuanto al encuentro, aquí, en lo que concierne al respeto por la historia singular de cada uno, nos da igual y se nos invita incluso a pisar el jardín y las flores del otro. Como consecuencia del «flechazo» nadie sabe cuál es su propio espacio ni jardín. Y hay una expresión para confirmar esto que estoy diciendo cuando decimos que somos o estamos tan felices bajo el estado de dicho flechazo que «sólo somos uno». Con lo cual podemos confirmar que los dos, como sujetos únicos, han desaparecido. Están heridos por el efecto del flechazo pero no tienen conciencia de ello, les da igual porque ahí está el otro para ocuparse de la herida... Herida que, por otra parte, quisiéramos que fuese eterna para podernos ocupar de ella.

Cuando despertamos de esta situación inesperada y anestesiante, reencontrarnos con nuestro lugar será una tarea delicada, porque casi nunca los dos actores se despiertan al mismo tiempo ni con los mismos sueños que realizar y poder poner en práctica.

En la situación transferencial, al contrario de lo expuesto con anterioridad, preparamos y construimos una estructura a través de la cual podemos decir que queremos provocar la llegada de un encuentro como consecuencia de una situación creada artificialmente pero con los medios técnicos apropiados para que, pasados los efectos alienantes que la propia situación ha creado, cada sujeto se reencuentre más apaciguado consigo mismo y sus síntomas que al principio del viaje, que aquí es camino y viaje terapéutico. Contrariamente al encuentro, en la situación transferencial, cuando llegamos, el otro ya esta allí esperándonos como al que «supuestamente sabe» y, en consecuencia, algo puede darme de lo que yo sé que tiene.

Su «supuesto saber» me atrae hasta querer pegarme a él, para tener que despegarme más tarde de «este engaño», necesario en este viaje.

En el encuentro me aproximo a mi propia historia, al camino del y con el otro, y es lo que me empuja a querer caminar junto a él.

En la situación transferencial creo encontrar en el otro «lo que me falta y necesito».

En el encuentro, no. Acompañado, voy a continuar buscando mientras hago mi propio camino.

A lo largo de un tratamiento, el camino deberá llevarme al final a aceptar «mi soledad» como consecuencia de la no respuesta «de un todo» que debiera venir del otro.

El encuentro presupone también un cierto trabajo de duelo para poder compartir algo con el otro. Sin una castración aceptada, difícil es que se den posibles encuentros.

La transferencia es, en principio, el instrumento que nos debe guiar para llegar a dicho fin. Sin el duelo de «poseer un todo» o de «dar un todo al otro», la transmisión tampoco me parece posible.

Una transmisión nunca puede ser ni darse bajo una imposición. Y, para no tener la tentación de imponer algo al otro, lo más fácil es aceptar como evidencia que no tenemos nada que dar y, en consecuencia, nada que transmitir. Quizás sea el precio que hay que pagar para que pueda producirse un verdadero encuentro.

VIII. Transmisión. Para ser creíbles

A pesar de la responsabilidad del mundo financiero y político en el origen de la crisis que estamos padeciendo —y de forma un poco más cruel en España—, tenemos la impresión de que poco o nada podemos decir los ciudadanos.

Es cierto que hubo movimientos esperanzadores tanto en el norte de África como en otros países, y que también lo fue el movimiento juvenil en España, que manifestó un creciente malestar ante una realidad que se nos presenta como la única posible.

Siguen habiendo duros recortes económicos, sobre todo para los más frágiles, específicamente en sanidad y, más concretamente, en psiquiatría. Dichos recortes, con frecuencia se acompañaron de críticas pero también de la idea que con menos podíamos hacer el mismo trabajo, dejando por completo de lado nuestra historia y un saber acumulado en lo que a la clínica psiquiátrica institucional se refiere. A veces, el cuestionamiento de los valores que sostienen nuestra práctica también ha sido cuestionado por nosotros mismos.

Ante este tipo de críticas, y ante la disminución de medios

para poder trabajar, un director médico —que favorece un trabajo clínico en una institución— nos informa en una reunión, un poco inquieto, que debemos tener cuidado con nuestras resistencias al cambio porque «son capaces de no enviarnos pacientes si no nos adaptamos a los imperativos económicos». Temores comprensibles, pues la realidad de unos puede llevar, como ya ocurre, a la pobreza de otros. La cuestión que nos plantea esta realidad es la de saber si nada podemos decir para no enfadar a los que nos financian y, en este caso, cuál es nuestra función y lugar como clínicos, y qué hacer con la historia acumulada de nuestro saber clínico e institucional. ¿Era pura fachada y apariencia lo que hacíamos y decíamos hasta ahora sobre lo que decíamos creer? Al menos, deberíamos decir en qué seguimos creyendo, porque nuestra credibilidad, en primer lugar para los pacientes, debe pasar por una transmisión hecha y tejida con nuestro testimonio práctico, que podrá aparecer, únicamente, a través de la clínica cotidiana.

Si se nos tiene confianza y podemos ser aún «creíbles», debemos seguir trabajando la tierra para propiciar encuentros posibles. Pero si el silencio se instala y se nos impone, deseo y transferencia difícilmente podrán transmitirse y producir un efecto terapéutico.

Pero, ¿de qué hablamos cuando hablamos de transmisión? ¿De transmitir un saber?

¿De transmitir un deseo?

¿De transmitir un deseo a través de un buen hacer?

Un deseo, el deseo, me parece que no podemos transmitirlo a través de una transfusión directa. El deseo está tan pegado y unido al sujeto del inconsciente de cada uno, que es imposible su transmisión.

¿Podríamos hacerlo indirectamente? Se ha intentado varias veces. Sin ir más lejos, descubrimos, a través de la historia de las instituciones psicoanalíticas, cómo, con

frecuencia, se ha utilizado la relación transferencial para intentar «asegurar la transmisión de un saber».
La vía escogida para hacerlo era, al menos, un poco equívoca y perversa. Si, como sugiere Lacan, «el analista es únicamente el depositario (*semblant*) de un saber que debe terminar como estiércol», preguntémonos por qué hemos producido todos tanto estiércol, utilizando una función *du semblant* para nuestros fines y beneficios.
Pero aquí y ahora, a través de estas líneas, mi intención es mucho más modesta. No pretendo hacer un análisis exhaustivo sobre el funcionamiento de las instituciones psicoanalíticas y, menos aún, sobre sus métodos de transmisión.
Quiero continuar mi reflexión para preguntarme si es posible y si aún hay caminos posibles, para «una transmisión de valores» a través de nuestro trabajo clínico e institucional; aunque los valores, como toda reflexión y análisis, puedan aparecer hoy anticuados y como una pérdida de tiempo que evita, o retrasa al menos, la efectividad inmediata.
El envejecimiento, la muerte, la soledad, la locura, etc., problemáticas existenciales fundamentales sobre las que deberíamos siempre echar una mirada, representan realidades que se oponen e incomodan a los actuales principios sagrados «de una eficacia contable y fácilmente medible de nuestra acción».
En este contexto, podemos preguntarnos ¿qué valores nos queda transmitir?
Al mismo tiempo que me hago la pregunta, todos tenemos la experiencia de recuerdos que nos han dejado huella. Recuerdos, muchas veces ligados a personajes que hemos encontrado a lo largo de nuestra vida y que, incluso sin que ellos se dieran cuenta, nos han dejado una marca.
Esa huella que dejaron en nosotros, creemos que fue:

- ¿A causa de su saber?
- ¿A causa de su saber hacer a través de su práctica?
- ¿A causa de su saber transmitir algo de su propio deseo?
- ¿Podemos pensar que el deseo, a través de las palabras y, sobre todo, de su práctica, dejó huella de su credibilidad?

He leído en algún sitio que la transmisión pasa por el deseo del analista y se transmite en tanto que experiencia.

En lo que nos concierne, pienso que la credibilidad debe pasar siempre por el camino de la clínica construida con el material que muestra la escucha del sufrimiento único de cada uno.

Cada vez que hemos escuchado el canto de otras sirenas, disfrazadas con trajes ideológicos muy variados (trajes religiosos, económicos, de ideologías diversas, etc.), los valores que hemos intentado transmitir por esos canales han sido tan sólidos como lo fue el tiempo que duró la puesta en escena de la obra que se representaba.

Sin embargo, la obra en la que hemos decidido trabajar e interpretar es de duración infinita, atraviesa el tiempo; por ello y para ello, no nos podemos cansar de nuestra función de estar siempre a la escucha de cada uno y no estar atentos a la obra que hubiéramos querido interpretar. No podemos escoger. Hemos privilegiado estar ahí, pero son los otros quienes escogen la obra en cada momento.

Hemos aceptado estar disponibles para los otros. Pero debemos prestar atención en no creernos por eso pequeños dioses, aunque hayamos sido escogidos por el otro para ser salvado con nuestros milagros.

Debemos aceptar estar como «perchas» para aquellos que sufren, para que puedan colgar en ellas sus vestidos multicolores, ayudándonos en lo que representamos.

Con frecuencia, nos acecha la tentación de dejar de lado esa plaza anónima, «de percha para los demás», y convertirnos en bandera y estandarte, en primera línea de las manifestaciones populares, para poder así transmitir nuestros valores sólidos y eficaces. Todos tenemos probada experiencia respecto al éxito en la transmisión de nuestros valores a nuestros más próximos descendientes quienes, por razones de diversa índole, y de generación en generación, se muestran en desacuerdo con nuestros principios, aun cuando los valores que intentemos transmitirles estén muy bien cotizados en nuestra bolsa de valores personal.

Cuantos más valores personales hay para transmitir, me da la impresión que menos segura es la correa de transmisión.

En los *Diálogos* de Platón, concretamente en «El Banquete», se lee que entre amigos se hablaba del amor, y ya sabemos como terminó Sócrates.

Aparentemente, ni nuestros valores ni nuestra fuerte voluntad son suficientes para convencer a nuestros próximos de lo evidente de nuestro deseo. Queremos tanto su bienestar que el nuestro aparece en primer lugar a través del método escogido para transmitir nuestro mensaje. Para todo el mundo es clara nuestra intención menos para nosotros, quizá, seguramente, por falta de una buena distancia y perspectiva.

¿Podemos afirmar que hace falta, por lo tanto, una mínima distancia para que la transmisión sea posible?

No quiero transmitir algo que tenga que ver con un saber, aunque prefiero que haya lectores posibles para estas líneas y que mi mensaje sea entendido y apreciado por ellos.

En este sentido, aunque en otro contexto diferente, podemos verificar el abismo que, a veces, existe entre lo que queremos transmitir y la reacción y respuesta que provoca en sus destinatarios.

Siempre me acordaré de mi perplejidad cuando, siendo aún estudiante en la facultad en París, algunos profesores me pedían que les hablara de mi experiencia en la institución donde trabajaba con Tosquelles, personaje muy conocido en el mundo psiquiátrico en Francia en aquella época.

Quería transmitir las dudas y angustias que el contacto y la convivencia con los adolescentes, enfermos psicóticos de carácter violento, despertaban en mí. La gran violencia que circulaba en la institución, no sólo la de los pacientes sino también la de los equipos, se me hacía muy difícil.

El desembarco en dicho lugar del doctor Tosquelles, un poco extraño y extranjero, la llegada al mismo lugar, por primera vez, de mujeres como componentes del equipo, y de «locos», como clientes, despertó tal violencia y resistencia al cambio, que el ambiente se hizo difícil de soportar.

Menos mal que yo tenía mis sesiones de análisis, reuniones diversas, la posibilidad de «huir» a la universidad y, sobre todo, el hecho de saber que yo allí sólo estaba de paso, paso que, por otra parte, se convirtió en años.

Pero volvamos a la transmisión.

Donde yo quería hablar y transmitir algo de mi angustia, tenía la impresión de recibir como respuesta y acogida a mi malestar una especie de admiración o de envidia, simplemente porque estaba trabajando con un personaje conocido en Francia, como era el doctor Tosquelles. El mensaje, pues, no lo es todo para poder transmitir, convencer y sensibilizar al receptor. El terreno sobre el que caerá el mensaje, hará más o menos posible su «aceptación y transmisión». Todos los aspectos imaginarios de los demás, pueden convertirse en impedimento y barrera a una escucha que haga más fácil dicha transmisión.

Entonces, ¿para qué escribir? No quiero dejar de lado todo posible narcisismo en el hecho de aparecer públicamente, pero debo añadir que el esfuerzo que para mí supone escribir, me obliga a una reflexión sobre mi propia práctica.

Quisiera decir que, más que los valores, ha sido el valor de *une demarche*, una manera de andar, el que ha dejado huella en mi historia personal.

Otra cuestión que se presenta al hablar de transmisión, es la de saber si se transmite a través de padres o de iguales. En francés ambas palabras tienen una sonoridad muy parecida, *paires* y *péres*. Si nos ponemos de acuerdo para decir que es necesaria una distancia para transmitir entre iguales, es porque las pasiones se despiertan fácilmente. Lo podemos constatar a diario entre hermanos y próximos. Testimonian de ello también las instituciones formadas por hermanos psicoanalistas, médicos, religiosos, donde, con frecuencia, se manifiesta una violencia apenas velada.

Nuestra guerra civil está también ahí, como ejemplo de atrocidades específicas entre próximos.

Para hablarnos de la castración, Freud dio una vuelta por la horda salvaje, para mostrarnos que no había forma de poner fin a la matanza interminable que tenía como objetivo poseer el lugar del padre para poseer todo poder, sin aceptar la castración como necesaria en nuestra evolución humana. Aceptando que «el todo» no puede ser poseído y, por lo tanto, tampoco transmitido, simplemente porque el objeto que todo lo satisface y puede llenar, no existe.

Cuando me refiero a la distancia necesaria para poder transmitir y para que algo pueda nacer y crecer, me viene a la memoria la imagen de los antiguos agricultores que tiraban el grano al viento sin poner demasiado cuidado en ver dónde caía cada grano. No hacían un agujero pequeño para cada grano. Los dejaban caer, sin más, sin mirar dónde caerían. Pero no hemos de olvidar que el grano y la semilla se dejaban caer —casi por azar— sobre una tierra ya trabajada para acoger el grano. Que la tierra esté trabajada y preparada no quiere decir que todos los granos fructifiquen. Se trabaja y se prepara el terreno... Pero hay otros fenómenos que no podemos ni prever. La naturaleza se hace siempre presente para recordarnos nuestros límites. El viento, la lluvia, el sol, son siempre elementos necesarios y, al mismo tiempo, también causa de catástrofes consideradas naturales, siempre imprevisibles e independientes de nuestra voluntad.

Es cierto que los primeros días después de sembrar, debemos vigilar que los pájaros no se coman los granos que aún quedaron en la superficie. Siempre debemos estar atentos para que aves de diversos plumajes no pongan en peligro nuestra siembra.

¿Es suficiente sembrar para transmitir?

¿Hay que amar y querer lo que hacemos para obtener frutos?

¿Cómo encontrar el equilibrio entre esas realidades necesarias, para que algo pueda fructificar?

Con una vigilancia permanente para que, por una parte, el grano quede en tierra y no sea comido por las aves y, por otra, para que el amor no ocupe todo el terreno disponible no dejando espacio para que surjan otros elementos necesarios que hagan posible la cosecha.

¿En qué consistiría, en lo que nos concierne, un terreno trabajado para que algo dé fruto y sea transmisible a través nuestro, casi sin darnos cuenta? ¿Qué tipo de abonos necesitamos para que un encuentro dé su fruto?

¿Una distancia apropiada?

¿Una disponibilidad permanente?

En lo que concierne a «la buena distancia», es imposible encontrarla a no ser que creamos que ese tipo de distancia se puede medir con un metro banal. La imagen del agricultor tirando el grano sobre cualquier lugar del terreno como quien no quiere la cosa, y la proximidad fonética en francés entre las palabras sembrar y amar (*semer* y *s'aimer*) me parece una imagen bastante ilustrativa respecto a la distancia necesaria entre ambas realidades para que lo que se siembra pueda dar sus frutos.

Es cierto que sembrar sin amor nos depara caminos nada fáciles. Con frecuencia solemos oír hablar de la importancia que tiene nuestra presencia para la vida y desarrollo de las plantas y de los animales. Los resultados que esperamos serán muy diferentes si sólo nos contentamos con sembrar o si la siembra se acompaña de una presencia afectiva.

Tosquelles respondía siempre a quien quería agradecerle algo:

No tenéis por qué darme las gracias. No he dado nada porque no tengo nada para dar. Yo me contento con dejar caer palabras, actos, formas de hacer, eso es todo. Hay quien recoge y hay quien no.

Pero para poder coger algo de lo que el otro deja caer, hay que estar ahí, ni demasiado cerca ni demasiado lejos.

Además de la buena distancia para ver, la acción de poder coger lo que el otro deja caer presupone un terreno transferencial y —en un sentido muy amplio— para pensar qué lo que del otro cae puede tener valor para mí, viniendo de alguien que para mí tiene valor.

¿Por qué creo que lo que el otro deja caer tiene valor?

¿Por qué tiene valor para mí?

En algunas discusiones entre profesionales, hay quien sostiene que la transmisión puede hacerse entre iguales. Pienso que entre iguales nos podemos prestar vehículo y mano de obra, pero no creo que podamos cambiarnos la mercancía. Aunque los notarios hagan constar claramente la última voluntad del que acaba de morir, a veces hay que recurrir a la ley para poner orden entre hermanos.

Creo que es necesaria una cierta distancia para que «ciertos saberes» puedan ser reconocidos, aceptados y quizás trasmitidos más tarde.

El personaje imaginario del duende, de quien García Lorca nos habla tan bien (personaje muy apreciado por mi amigo Oury), nos dice algo sobre la distancia y también sobre los fenómenos que nos empujan a creer en el arte del artista, sin que sepamos muy bien explicar por qué.

El duende es descrito por García Lorca como «un personaje» muy diferente del ángel o de la musa.

Manuel Torre, gran artista del pueblo andaluz, decía de algunos famosos cantantes:

> Tienes una hermosa voz, tienes estilo, pero jamás podrás triunfar porque no tienes duende.[32]

Y el mismo artista añade, hablando del músico español Manuel de Falla:

> Todo lo que tiene una sonoridad negra, tiene duende, la musicalidad negra es el misterio mismo.

Y añade:

> El duende es un poder misterioso que todo el mundo siente pero que ningún filósofo sabe explicar. Es un poder, no es un hacer, es luchar, no sólo es pensar.

No está en la garganta del que canta. Es un movimiento y energía que recorre el cuerpo desde los pies a la garganta. Por eso el duende no es un ángel. Un ángel —nos dice García Lorca— nos deslumbra con su luz, vuela sobre la cabeza del hombre, manda y da órdenes. La musa dicta y sopla sobre nosotros. En los dos casos, ángel y musa son personajes y fenómenos exteriores a nosotros; vienen de fuera.

---

32. Federico García Lorca, *Obras completas*, Madrid, Ed. Aguilar, 1964, pág. 1097.

El duende, sin embargo, hay que ir a despertarlo «en las últimas habitaciones de sangre». No hay guía que nos conduzca a él; sólo sabemos que quema, que agota, que rompe estilos y quiebra saberes aprendidos. Y todos los grandes artistas lo saben bien: ninguna emoción fuerte es posible sin la llegada y presencia del duende.

Olvidaba señalar que, para García Lorca, el duende está siempre ligado al mundo de las artes y de los artistas, sean estos del mundo de la danza, de la música, de la poesía o de los que se encuentran en el mundo de la tauromaquia. García Lorca cuenta, a propósito de la «Niña de los Peines»:

> Ha tenido que despojarse de sus facultades y también de sus certezas; ha tenido que alejarse de su música y encontrarse en una gran soledad para que el duende pueda aparecer.

El arte es el medio natural en donde el duende puede aparecer con mayor facilidad.

Las artes para manifestarse, las aquí señaladas al menos, necesitan un cuerpo vivo para que pueda interpretar. El duende toma formas que nacen y mueren de forma permanente. El duende no se repite nunca. Como para Machado sus «estelas en el mar». Ángel y musa se van siempre con violón y ritmo. El duende hiere y en la cura de la herida, que nunca cerrará, aparece algo insólito. El duende ama el borde y la herida.

¿Dónde está? Se pregunta García Lorca:

> A través de un arco vacío, entra un aire mental que sopla con insistencia.[33]

Hay posible transmisión a través del cuerpo del artista,

---

33. *Ibídem*, pág. 1109.

a condición de que esté dispuesto a no poner obstáculos. Hay que saber, poder y querer deshacerse de «su saber». No es suficiente pues subirnos sobre las espaldas de alguien, aunque este tenga saber y nos quiera. Aunque nos suba muy alto para ver mejor. No es suficiente tampoco mirar para ver. Tampoco es suficiente escuchar para que el otro se sienta acogido a través de nuestra escucha. El gesto de «subirnos hasta arriba» debe estar acompañado siempre de «palabras pérdidas» como los granos que, al sembrar, caen en la tierra, para que algo pueda funcionar en lo que concierne a la siembra y a la transmisión para cada uno de nosotros.

Tenemos que saber qué hacer con los efectos de las palabras que nos rodean y con las huellas que estas nos han dejado. Si no conseguimos hacer un pequeño trabajo sobre las palabras y lenguajes múltiples que nos han caído encima, aunque estemos muy altos, sobre las espaldas de nuestros antepasados, o abajo, protegidos por los brazos de quienes nos quieren, no podremos ver gran cosa con nuestros propios ojos. En nuestro caso, y en lo que concierne a nuestro pequeño saber, algo se podrá transmitir si el que cree tener dicho saber esta convencido que no tiene nada que dar. Así podrá pasearse tranquilo dejando su casa con puertas y ventanas abiertas, porque no tiene nada que ocultar ni nada que pueda ser robado.

Al contrario, los pequeños personajes que creen poseer algo o algunos, incluso, que piensan poseerlo todo o están convencidos de poder conseguirlo algún día, guardan esa «nada» como un gran tesoro a imagen del pequeño personaje que lo posee.

Hemos dicho que el duende transmite credibilidad a través de una fuerza, gracia y energía que trascienden al propio artista y que, de ello, poco conoce, a pesar de que le atraviesa. Lacan, sin embargo, piensa que se adquiere un saber a través y con la brújula de nuestra propia experiencia.[34] Es una aparente contradicción con lo que nos comenta García Lorca sobre la necesidad de vaciarnos de todo saber para que el duende aparezca y poder así **ser creíbles**. Aunque Lacan nos dirá también en otro lugar «que la pasión de la ignorancia» nos debe guiar para dejar libre el terreno y, de esa manera, poder acoger y transmitir.

---

34. Jacques Lacan, «La transferencia», *El Seminario*, Libro 8, Buenos Aires, Paidós, 2003.

IX. Transmisión con Francesc Tosquelles

No quiero terminar este libro sin decir unas palabras sobre Francesc Tosquelles, a quien tuve la suerte de conocer, por azar —como diría Oury— en 1970, en Longueil-Annel, en la región de L'Oise, al norte de París. Desde entonces, un lazo sólido entre ambos ha resistido al paso tiempo. Un lazo tejido con los mimbres de la amistad y del respeto profesional. Las huellas aún perduran.

El azar hizo que me encontrase casualmente en París con un amigo con quien ya había recorrido un breve camino profesional en Madrid —el doctor Fedcrico Menéndez, de Santander— quien me dijo que iba a trabajar con Tosquelles, personaje de quien había oído hablar con frecuencia en la facultad. Y, con motivo de una visita a mi amigo, se produjo el encuentro que dejó huellas en mi trayectoria tanto personal como profesional.

Dicho encuentro me abrió las puertas a otros, a un «club humano» muy amplio, tanto en Francia como en España y al que me siento aún muy unido.

En Longueil-Annel, además del encuentro con Menéndez tuvieron lugar otros: Enrique Serrano, J. M. Artarit —que fue médico jefe de dicha institución—, y tampoco puedo olvidar a Marcel Ventura que me abrirá más tarde una puerta en Barcelona para volver a mi país de origen.

De la mano de Tosquelles, conocí las jornadas psiquiátricas que se celebraban cada año en Reus —su ciudad natal— organizadas por el Hospital psiquiátrico Pere Mata. Pienso con gratitud en la acogida que siempre me dispensó todo el equipo que se ocupaba en aquel momento del hospital, aunque posteriormente, tras la muerte de su gerente Ramón Vilella y del propio doctor Tosquelles, no todo siguió igual.

Quiero tener un recuerdo muy especial para el director gerente de aquella época: Ramón Vilella. No olvidaré jamás su generosidad y la confianza que siempre tuvo en mí.

Fue a través de aquellas jornadas que encontré también a Oury, Tosquelles, Viader, Delion, y otros muchos. Hay una continuidad de esos encuentros, que se mantienen aún en la actualidad, a través de las jornadas de trabajo en Marsella, también en Angers, en la Clínica de La Borde. También fue en Reus donde encontré por primera vez a Elías Vallejo, Marie Claude y Patrice Hortoneda, de Toulouse.

En Toulouse, gracias a Hortoneda primero y a Magui más tarde, pude trabajar en L'institution de Saint-Simon y en el hospital de día Les Autant con María José Ruiz, como responsable del equipo. Actualmente, sigo trabajando en L'institution de Routes Nouvelles. Pienso también en Michel Balat, en Cannet y en P. Chemla en Reims. Pasé también por el hospital de día infanto-juvenil de Montreuil, así como por el dispensario de Maison-Alfort, gracias a la mediación de Sonia Taieb y P. Lelievre.

Desde 1994 hasta la fecha, colaboro con la escuela de formación de educadores [cerpe].[35]

No olvido mi colaboración con la Universidad de París

---

35. Centre d'Études et de Recherches pour la Petite Enfance.

xii y París vii, a través de la formación continua y en el marco del análisis de trabajo en la institución.

En Barcelona, gracias a Marcel Ventura, tuve la oportunidad de trabajar en el Centre d'Educació Especial Municipal Vil·la Joana, escuela especial destinada a niños y adolescentes con patologías muy variadas, dirigida por Carmen Busquets. También colaboré con el credac [Centro de Recursos para Deficientes auditivos de Cataluña] que se ocupa de niños con problemas de sordera y con la escuela que trabajaba en su integración. Epi Llamazares era el responsable y ambas instituciones dependían administrativamente del Ayuntamiento de Barcelona. Mi primer contrato lo firmé con la señora Eulalia Vintró. Colaboré también en la Comunidad Terapéutica de Malgrat, de la que era responsable el doctor Valentí Agustí y jefe médico el doctor Guillem Homet. Desde 1984 hasta hoy, trabajo en el Centro de Psicoterapia de Barcelona (cpb) con el doctor Josep Fábregas y sus equipos como psicoanalista supervisor de equipos y también animo reuniones con los pacientes psicóticos graves y crónicos. También en Barcelona mantengo una colaboración con psicólogos clínicos que se ocupan de la supervisión de los servicios sociales de algunos ayuntamientos de las comarcas. Esta actividad es posible gracias a la Diputación de Barcelona y a los profesionales que las siguen animando como son Àngels, Joan Andreu, Ángeles y Visi.

Algunas intervenciones esporádicas por mediación de Federico Menéndez, en La Coruña, con Enrique Serrano, en Asturias, y con José Rubén, en Santander, completan más o menos mis caminos y encuentros, todos estos que comenzaron un día con el doctor Tosquelles en Francia.

Pero volvamos al personaje.

Cuando hablo del personaje estoy hablando de «mi Tosquelles», mi analista, maestro y amigo. Por supuesto, como podréis comprender, lo hago con una gran «objetividad subjetiva». Un gran hombre, un enorme profesional, un amigo siempre disponible y generoso. Un hombre lleno de contradicciones y siempre temeroso que se pudiera pensar que era ecléctico, que picoteaba de todas las partes sin profundizar en ninguna.

Poseía una gran cultura; era curioso y abierto a todos los campos del conocimiento. Todo material encontrado en su camino le era útil para volver al hombre, a su sufrimiento, a sus contradicciones y a la locura sin la cual, repetía, «el hombre no existe».

Un personaje que, a pesar de dar la impresión «de todo me da igual», poseía una enorme sensibilidad. Con él era preciso mantener con los enfermos una presencia humana de calidad, más allá de costumbres y hábitos que se cambian con facilidad.

Me decía, poco antes de irse del lugar donde nos conocimos en Longueil-Annel:

> Los enfermos no saben muy bien cuál es tu función, pero no se equivocan porque siempre se dirigen a Fernando, no lo olvides nunca. Ésa es la tarea, tu tarea, nuestro trabajo. Conseguir ser nosotros mismos para los demás.

Y, hablando de sensibilidad, recordaré siempre sus lágrimas —la única vez que le vi así— leyéndome una carta que había escrito a la presidenta de la Asociación de Croix-Marines, después del congreso internacional que por primera vez había tenido lugar en España, en su Cataluña, concretamente, en Tarragona. Coincidiendo con la celebración de dicho congreso tuvo lugar el proceso de Burgos, con la condena a muerte de varios prisioneros vascos dictadas por el régimen franquista. En su carta mencionaba el discurso de inauguración de la presidenta, lo que había dicho y, sobre todo, lo que había ocultado o ignorado a propósito de la situación política en la España de aquella época. Venía a decir: «Usted no ha comprendido nada de lo que ocurre en mi país».

Su sensibilidad también aparecía en su función cotidiana como clínico y como maestro —pero no, aunque yo le llame aquí maestro, para transmitir un saber a través de sus actos o palabras—. No. Su mensaje lo transmitía con facilidad, sin querer, y siempre a través de su contacto. Por eso hablo con más facilidad de «maestro» que no de profesor.

Trabajador incansable, incluso al final de sus días, no era nada fácil seguir el ritmo de su trabajo. Nos enviaba siempre al contacto con el otro, el enfermo, y, cuando me oía hablar de las dificultades y angustias que dicho contacto producía, siempre respondía:

Es el único material con el que algo podemos aprender. Para eso tienes después lugares para hablar y analizar sin que ello te lleve a huir y ocultar tu angustia.

Se aprende con los pies —solía repetir—, andando al lado del otro uno se hace siempre su propio camino, con sus propios pies y dejando sus propias huellas. Ya leeremos después, a través del polvo acumulado durante el viaje, las huellas que nuestros pies han dejado tras los encuentros que se han producido.

También me decía con frecuencia, hablando quizás más de nuestra tierra común, que uno de los medios más apropiados para hacer un buen trabajo de sector era ir a visitar las ferias y mercados, lugares de encuentro e intercambio por excelencia. Hoy esto es un poco menos cierto, pues tenemos la impresión de intercambiar más o menos lo mismo en cualquier punto del planeta civilizado, sin que nos preocupe el origen ni el camino que los productos expuestos hayan recorrido.

Era alguien de palabra, eso sí. Le gustaba hablar. Al final de sus días, ya cansado, era difícil hacerle callar. Pero si (no todo el mundo podía soportarlo) teníamos paciencia y escuchábamos, siempre dejaba caer alguna perla tras sus numerosas y permanentes asociaciones. Me acordaré siempre de los grupos de trabajo durante las jornadas de Reus, en los que yo debía animar y además, también traducir lo que decía para Oury, presente en el grupo. Para mí fue un puro infierno y, al mismo tiempo, una fiesta.

Era evidente que para él la palabra era el único medio para mantenerse vivo y, quizás, hacer emerger la vida en los demás. La presencia del otro siempre era la ocasión de un posible nacimiento.

Días antes de su muerte, camino de Santander pasé a verlo con mi hijo Yorgui en su domicilio de Granges-sur-Lot. No quería quedarme mucho tiempo para no cansarle; pero incluso en esa situación era yo quien debía decirle que descansara un poco.

No —me dijo—, la palabra es como una esponja que deja caer gotas de agua sobre mi cerebro para así regarlo y mantenerlo vivo; y no olvides, al retomar la carretera, que por aquí hay muchos policías que vigilan la circulación.

Y en efecto, no muy lejos de su domicilio, pagué una multa, riéndome, sin que la policía comprendiera el por qué.

Si traigo a colación esta anécdota no es sólo para redescubrir una vez más el lugar central de la palabra para él, sino también para recordar su acogida y sensibilidad hacia el otro, incluso en situaciones tan límite como era en ese momento su salud tan delicada.

Siempre fue «un extraño extranjero», un poco Quijote, pero, a través de su locura, consiguió que otros, yo entre ellos, continúen creyendo, aún hoy, en lo que podríamos llamar, sobre todo en psiquiatría, «molinos de viento». Fue optimista hasta el final de su vida, a pesar del contexto social que se deterioraba y que conocía tan bien. Transmitía, sin duda alguna, su fe inquebrantable en el ser humano.

En lo que concierne a las problemáticas diversas que apenas he abordado en estas líneas, no quiero sacar conclusión alguna, sino más bien dejar vías abiertas de reflexión permanente. La complejidad del ser humano, con su locura, y la problemática permanente sobre los lugares que la acogen, nos debe conducir a una sabia prudencia. Por otra parte, estas líneas sí llegan a su fin, y quiero terminarlas con una cita que me parece muy oportuna hoy:

He intentado explorar el concepto de «moderación» y la política nos había acostumbrado a una definición muy pobre: la moderacion como un centrismo, el centrismo son los compromisos... La moderación, a mi entender, nos habla de otra cosa... nos habla de la sabiduría de la duda, de la distancia necesaria consigo mismo, de la ironía como autoironía. El demócrata es modesto, sabe que no sabe todo y que necesita a los demás para enriquecer sus propias ideas... y así, casi de repente, se impone la noción de modestia, de finitud, que es esencial porque en la tentación totalitaria hay la idea no solamente de un saber absoluto, sino también de una identificación con el Bien. Y aquí otro nombre me viene a la memoria: Paul-Louis Landsberg. En 1937, este filósofo hoy olvidado, definía el compromiso como la decisión por una causa imperfecta. No querer buscar la excusa de la inexactitud para descomprometerse pero, al mismo tiempo, preservar a través de la conciencia de la imperfección la fidelidad a la causa que defendemos contra toda forma de fanatismo.[36]

---

36. Entrevista a Alain Finkielkraut, *Le Monde des livres*, 27/05/2011.

X. En recuerdo de Jean Oury y Josep Fábregas

Recuerdo y transmisión con J. Oury

Jean Oury moría el 15 de mayo de 2014 en la clínica de La Borde, cerca de la ciudad de Blois, al sur de París, donde trabajó casi toda su vida y donde tenía también su casa, un que lugar le pertenecía.

Oury era el más joven de aquella generación que por «casualidad» o «causalidad» de nuestra Guerra Civil y posterior Segunda Guerra Mundial, se encontraron en un pequeño pueblo de la región francesa de la Lozère, llamado Saint-Alban-sur-Limagnole.

Ese lugar será conocido, posteriormente, como el que dio origen a un cambio importante en la organización y la dinámica del hospital psiquiátrico de la época. Ese cambio y esa nueva dinámica se darían a conocer, más tarde con el nombre que el doctor Daumezon le puso en unas jornadas que tuvieron lugar en Portugal: hablamos del movimiento de Psicoterapia Institucional.

Allí se encontraron el doctor Bonnafe, Balbet, Daumezon, Oury y Tosquelles, entre otros.

Bajo el impulso de estos personajes y en un ambiente

surrealista, comenzaba la transformación del asilo como centro cerrado y creador de alienación social suplementaria para los que ya padecían una profunda alienación psíquica. Dicha alienación social tenía mucho que ver con la organización del propio establecimiento psiquiátrico. En oposición a lo que proponían algunos miembros de la antipsiquiatría italiana —cerrar los hospitales psiquiátricos para así terminar con la alienación social propia de su funcionamiento—, Tosquelles y el equipo que en aquel momento le acompañaba, proponían no cerrar el hospital; sino tratarlo y curarlo, y abrirlo hacia el interior antes de poder abrirse hacia el exterior. Así se conseguiría que fueran los propios pacientes quienes derrumbaran los muros internos que separaban a unos de otros y, por supuesto, también del pueblo en donde dicho hospital estaba ubicado, dando paso, por un lado, a una organización compleja llamada «club» en el interior del propio hospital, y por otro, al comienzo de lo que más tarde se llamaría «la sectorización» como política sanitaria, sobre todo en psiquiatría, que tenía en cuenta el territorio a la hora de organizar mejor el tratamiento en una zona geográfica, manteniendo un mismo equipo para poder tratar al paciente en su contexto familiar y social.

No voy a entrar aquí a explicar el funcionamiento del club, que antes no se consideraba necesario y que juega un papel tan importante para romper barreras en el interior y favorecer así encuentros entre los pacientes. Ya he tratado este tema en el capítulo VII.

En las visitas que hacía a mi amigo Oury en su clínica, me unía al ritmo de dicha institución y pude asistir a reuniones que el club organizaba con y para los pacientes, la mayoría de ellos con una larga historia psiquiátrica.

La disponibilidad continua de acoger al otro que allí se respiraba no era sólo la consecuencia de un programa establecido ni de un protocolo. Dicha disponibilidad se desprendía de un humanismo presente y anclado en su vida y en la de la mayoría del grupo.

En una ocasión, mientras estábamos los dos charlando a las 12 de la noche a propósito de una posible publicación conjunta de nuestros diálogos (que, por cierto, no pudo llegar a su fin), recibió una llamada telefónica de una paciente de la clínica quien le comunicaba su preocupación al ver luz tan tarde en el despacho.

¡Una paciente que llama al médico director y propietario del lugar! Ya es difícil que sea posible y, aún más, que haya respuesta al otro lado. ¡Así era el clima en la clínica y así era Jean Oury!

Ello presupone, como ya he dicho, un gran humanismo y una organización específica para que dichos encuentros fueran posibles.

Tanto para Tosquelles como para Oury, con quienes me unió una gran amistad hasta el fin de sus días, una institución podría organizarse en cualquier lugar si se sostiene en el humanismo estructural de base de los miembros que la componen y organizan, y en un análisis permanente de su práctica, porque dicho trabajo desalienante nunca termina. En efecto, el humanismo no es suficiente sino necesario en nuestro trabajo junto a los más frágiles desde un punto de vista psíquico.

Aunque apenas venía gente a escucharle, prácticamente hasta un mes antes de su muerte, dio y animó un seminario en la propia clínica todos los sábados, abierto a todo aquel que quisiera venir, enfermos incluidos.

Infatigable luchador y un poco Quijote, al igual que Tosquelles, luchando contra los molinos reales que la administración y el propio equipo de la clínica interponían —a su parecer— en su camino.

Nunca quería descansar. Su trabajo —el paciente y la

institución—formaban su quehacer «patológico» cotidiano. Para él, la eficiencia no era económica aunque había quienes se ocupaban de eso. La eficiencia debía consistir en la escucha de cada uno en su individualidad y, como muchos pacientes eran incapaces de un decir, había que organizar la institución para que facilitara encuentros que pudieran producir efectos terapéuticos o, al menos, una mejoría diaria en su calidad de vida, sin olvidar —nos recordaba, siendo propietario de dicho lugar— que los objetivos de un hospital nunca deberían ser únicamente su propio mantenimiento y supervivencia, sino estar al servicio del paciente y sus necesidades, disponiendo del tiempo que fuera necesario.

Vemos que los criterios de eficacia actuales no van por el mismo camino. Su gran interés por el ser humano le llevó a preocuparse por ámbitos muy variados de nuestra cultura pero, especialmente, por lo que concierne a lo social y a la patología psíquica. Siempre hablaba continuamente de Tosquelles y también de Lacan, con quien estuvo en análisis unos 20 años, y me decía riendo: «¡Y sólo 20 años porque se murió!» A menudo me llamaba tarde por la noche; sus preocupaciones siempre giraban en torno a los seres más cercanos, los pacientes y su clínica, que cuando se enfadaba, quería cerrar por problemas continuos con la administración y con sus propios colaboradores.

Hasta el final, quiso animar su seminario mensual que tenía lugar en el hospital parisino de Sainte Anne. Lo animó hasta un mes antes de morir. Su personalidad, su clínica psiquiátrica y su trabajo institucional aparecen continuamente a través de sus seminarios (que, por cierto, ahora están siendo publicados), convirtiendo su institución en un centro mundial donde se podía apreciar el constante esfuerzo por humanizar la organización de la institución psiquiátrica, un poco surrealista para los realistas de hoy.

Quince días antes de su muerte me decía que deberíamos

ir a Toulouse, donde estaba prevista una jornada de trabajo que los dos debíamos animar y que, a pesar de su dolencia, no quiso cancelar. No se podía mantener en pie, pero seguía queriendo andar. Tanto él como Tosquelles, su amigo y compañero, aparecían como personajes extraños que, a través de su lucha un poco loca, consiguieron que otros también sigamos creyendo en el mundo de la psiquiatría, donde hay valores que defender y palabras que expresar aunque, hoy más que nunca, sus testimonios aparezcan como molinos de viento.

Espero que sus ejemplos, no sólo sus palabras, favorezcan que aparezcan flores en el camino.

Lazos y transmisión con el doctor Josep Fábregas

Josep Fábregas nos dejaba el 5 de octubre de 2014. Con él también ocurrió algo semejante a lo sucedido con Tosquelles y Oury.

La historia en común es la de una sensibilidad e interés particular en lo que podríamos llamar, sin rubor, un humanismo centrado en los más frágiles: en la enfermedad mental. Decía:

> Los que menos reciben son los que menos posibilidades de queja y presión poseen, como es el caso de los niños, los ancianos y los locos.

Más interesado, sobre todo al principio, cuando trabajaba junto al doctor Sarró, por la investigación y la comprensión del fenómeno de la locura, pasó posteriormente a interesarse por el «tratamiento», y en qué y cómo hacer para mejorar la vida del loco y su locura en nuestra sociedad.

Una de sus frases más repetidas era: «el tratamiento

comienza por un buen trato». Hizo una breve incursión en Inglaterra (para conocer el movimiento de psiquiatría comunitaria), y también en Francia, entrando en contacto con Tosquelles, y la «psicoterapia institucional», a la cual hacía referencia en su práctica clínica e institucional. Entre los años 60 y 80 tuvo lugar un movimiento crítico generalizado y muy fuerte, que no concernía sólo a la problemática en salud mental sino que, desde todas las ciencias humanas —lo social, la política, la antropología, la lingüística, el psicoanálisis, el surrealismo, etc.— todo y todos empujaban entonces para cambiar la degradación y la estigmatización de una parte de la sociedad hacia la locura, fruto de una práctica obsoleta. En los años 70, este contexto llevará a Fábregas —junto con otros compañeros como Valentí Agustí, Guillem Homet, Joan Pi, etc.— a desarrollar planteamientos asistenciales, en Cataluña y en el resto de España, próximos a la comunidad terapéutica inglesa y a la psicoterapia institucional francesa.

En aquel momento estaba en el Hospital Clínico de Barcelona y ya se hablaba de:

- Favorecer más empatía y tolerancia con los pacientes.
- Fomentar la diferencia de roles y no sólo utilizar los estatutos en la organización de trabajo.
- Intentar siempre socializar al paciente con su enfermedad y con lo que ello conlleva de confrontación con el medio social.

Esto le condujo a dar mucha importancia a las reuniones de psicoterapia de grupo y, también, a cuidar mucho a las familias, tanto desde el ángulo político como desde el terapéutico.

Llegó a decir en su momento que:

La palabra y la relación interpersonal entre médico y paciente eran elevadas a categoría de ciencia.

Se había dejado (y lo volvemos a repetir hoy), la relación terapéutica médico-cuidador con el paciente, y

> ...el médico aparecía como un desertor cualquiera, abandonando su papel de mediador e intermediario entre una autoridad que representa para el enfermo y el mundo «vivido» por el paciente, sin poder decir nada ni tener un lugar para decir de lo que vive como enfermo (F. Tosquelles).

Con la ayuda de Agustí de Semir, con quien siguió unido hasta el final, a través de la Diputación de Barcelona se pusieron las bases de lo que hoy es el CPB en Barcelona y la Comunidad Terapéutica en el Maresme.

¿Son estos recuerdos sólo añoranzas de gente mayor, sólo es eso?

Siempre defendió, a su manera, lo que creía que era fundamental en psiquiatría; y que para mí sigue siendo, a pesar de los fuertes vientos ideológicos que hoy soplan, favorecidos por la crisis que padecemos.

La forma cómo Pep organizó las instituciones de cura y tratamiento nada tiene que envidiar a lo que conozco por mi práctica en Francia, ni en lo material ni en lo organizativo.

Pero sigamos planteándonos algunas cuestiones que, al menos para mí, no han pasado de moda, para saber por dónde andamos en nuestra práctica profesional.

¿Creemos —como decía él— que los pacientes que debemos acoger, sean estos graves y con multipatologías crónicas diversas, tienen algo que expresar o no?

¿Creemos —como consecuencia de lo anterior—

que los psicóticos sean capaces de establecer algún tipo de transferencia, aunque esta sea frágil (transferencia multireferencial, como dirían Tosquelles y Oury, o injertos de *transfert,* como diría Pankow), o no?

¿Creemos que merece la pena escuchar y organizarnos de tal forma que el movimiento de poder decir «sea posible ocupándonos de ello y de ellos en institución» o creemos que sólo con una buena medicación y reeducación sería suficiente?

Más cómodo para nosotros seguro, pero no mejor para su calidad de vida ni para su curación.

Las nociones de transferencia, palabra e inconsciente, a diferencia de lo que ocurría en los citados años 60 y 80, son hoy casi términos prohibidos.

¡En un congreso al que asistí en Marsella, alguien preguntaba si estábamos allí para defender el psicoanálisis!

¿Escribo estas líneas para defender la memoria de algunos amigos? No. Hablo de ellos, y aquí especialmente de Pep, porque a través de una práctica clínica, la suya y la mía, hay realidades y valores que siguen siendo de actualidad.

¡Sin falsa modestia tengo que decir que sigo aprendiendo en contacto con los pacientes, sea cual fuere su patología! Hay una gran diferencia en la terapéutica que aplicamos si creemos que el saber está únicamente en nosotros o que el material de dicho saber, también, y sobre todo, está en el otro.

Si estamos de acuerdo con esta perspectiva debemos organizar las instituciones de tratamiento para facilitar que los sufrimientos y patologías varias de los pacientes puedan manifestarse con lenguajes variados. Esto nada tiene que ver con estar a favor o no de los avances de la ciencia y de la genética, y lo mismo digo de la medicación.

¡Nos reíamos con tanta nueva enfermedad que aparecía, diciéndonos que ya existía bajo otros nombres pero que ahora se le añadía un estatuto científico para poder dar una medicación adecuada!

Repetía Tosquelles que eran necesarias dos cosas para organizar una institución:

- Sentido de lo humano y sus valores.
- Un análisis permanente de lo «que aquí y ahora en nuestro trabajo» estamos realizando.

Y añado:

- ¿Creemos que los pacientes tienen algo que decir?

Lo humano es necesario aunque no es suficiente, pero el análisis permanente de nuestra práctica presupone un trabajo de duelo permanente de nuestro narcisismo, para poder aceptar lo que viene de los demás, limitando así nuestro propio saber.

Josep Fábregas lo supo mantener hasta el final.

En lo que a mí concierne, diré que desde los años 80, ya en el hospital de día de Pedralbes, nos unió un respeto y una confianza mutua que se consolidó a través del tiempo aunque, por funciones evidentemente diferentes, no encontraban siempre el mismo lenguaje. Nunca manifestó ni temor ni rechazo a la diferencia. Estaba seguro de sus valores y objetivos.

Para terminar me gustaría —no como homenaje pasajero sino como lógica de continuidad— que pudiéramos, al menos entre nosotros, organizarnos para que algo de la sensibilidad de estos personajes que he nombrado pueda continuar. Y no propongo esto como una fachada ocasional, sino, sobre todo, como reflejo de nuestra clínica institucional diaria, la que nos enfrenta y nos enfrentará, continuamente, a una alienación social y psíquica en el interior de cada institución en la que trabajamos.

Cómo hacer para disminuir, al menos, sus efectos, consiguiendo, con un trabajo continuo, crear un clima que lo favorezca. Es un trabajo inmenso y una responsabilidad de todos.

Como Fábregas, sigamos sin miedo en la institución el camino clínico emprendido con él, difícil y siempre posible de mejorar.

Epílogo

He aquí, pues, una prueba más de nuestra radical singularidad.

Si las palabras que nos caen encima son, aparentemente, las mismas para todos, sus efectos, los síntomas y el lenguaje que ellas provocan, son radicalmente diferentes.

«Los ruidos que nos rodean y acompañan a lo largo de toda nuestra existencia hacen de nosotros un sujeto único».

A pesar de «los ruidos sociales» que nos rodean de modo permanente, nuestro lugar debe ser siempre el de escuchar la diferencia de cada uno.

Esta escucha dará consistencia a su existencia, o al menos, podrá dar una posibilidad a su posible emergencia.

Fernando Vicente Gómez

Bibliografía

Acerca de neurociencias:

ANSERMET, François y MAGISTRETTI; Pierre, *Les énigmes du plaisir*, París, Odile Jacob, 2010. (Trad. cast.: *Los enigmas del placer*, Madrid, Katz Editores, 2011)

DAMASIO, Antonio R.; *El error de Descartes*, Barcelona, Crítica, 2008.

DELION, Pierre; *Tout ne se joue pas avant 3 ans*, Paris, Albin Michel, 2008.

DOIDGE, Norman; *El cerebro se cambia a sí mismo*, Madrid, Aguilar, 2008.

JACQUARD, Albert y KAHN; Axel, *L'avenir n'est pas écrit*, Montrouge, Bayard Éditions, 2001.

LEHRER, Jonah; *Proust y la neurociencia*, Barcelona, Paidós, 2010.

LEWONTIN, Richard, ROSE, Steven y KAMIN, Leon J.; *No está en los genes*, Barcelona, Crítica, 2009.

PUNSET, Eduardo; *El alma está en el cerebro*, Punto de lectura, Barcelona, 2007.

ROSE, Steven; *Tu cerebro mañana*, Barcelona, Paidós, 2008.

Acerca de economía:

CHOMSKY, Noam, NAVARRO, Vicenç, *et al*; *25 años de neoliberalismo*, (Monthly Review 8) , Barcelona, Hacer Editorial, 2008.

DURANDIN, Guy; *La mentira en la propaganda política y en la publicidad*, Barcelona, Paidós, 2008.

GABILONDO, Iñaki; *El fin de una época*, Barcelona, Barril-Barral, 2011.

GEORGE, Susan; *Leurs crises, nos solutions*, París, Albin Michel, 2010.

GORI, Roland y DEL VOLGO, Marie Jose; *La santé totalitaire*, París, Denoël, 2005.

HASSNER, Pierre y VAISSE, Justin; *Washington et le monde*, París, Autrement, 2003.

HESSEL, Stéphane; *Indignez-vous!*, Montpelier, Indigène Éditions, 2010. (Trad. cast. *¡Indignaos!*, Destino, Barcelona, 2011.)

MORIN, Edgar; *La voie*, París, Fayard, 2011.

RUSS, Jacqueline; *La marche des idées comtemporaines*, Paris, Armand Colin, 2005.

STIGLITZ, Joseph E.; *El malestar en la globalización*, Barcelona, Punto de lectura, 2001.

TOURAINE, Alain; *Après la crise*, París, Éditions du Seuil, 2010. (Trad. cast.: *Después de la crisis*, Barcelona, Paidós, 2011.)

VATIMBELLA, Alexandre; *Santé et économie*, Syros, 1993.

Acerca de psiquiatría, psicoanálisis e instituciones:

AUDISIO, M.; *La psychiatrie de secteur, une psychiatrie militante pour la santé mentale*, Toulose, Ed. Privat, 1980.

AYME, Jean; «Transfert et institution», *Revue de Psycothérapie Instituitionnelle*, 1964.

BALAT, Michel; *Autisme et éveil du coma*, Montpellier, Théétète, 1998.

BONNET, Gérard; *Le transfert et la clinique psychanalytique*, París, PUF, 1999. (Trad. cast.: *La transferencia y la clínica psicoanalítica*, Buenos Aires, Amorrortu, 1996)

CHAIGEAU, Hélène; «Psychanalyse et institution», *Information Psychiatrique*, n° 8, 1970.

COUPECHOUX, Patrick; *La déprime des opprimés*, Paris, Éditions du Seuil, 2009.

—*Un monde de fous*, Paris, Éditions du Seuil, 2006.

DELION, Pierre; *Actualité de la psychothérapie institutionnelle*, Vigneux, Matrice, 2001.

—*Corps, psychose et institutions*, Toulouse, Éditions Érès, 2002.

—*Psychose et vie quotidienne*, Toulouse, Éditions Érès, 1998.

DOR, Joël; *Introduction à la lecture de J. Lacan*, París, Denoël, (Tome I, 1985; Tome II, 1992). (Trad. cast.: *Introducción a la lectura de Lacan*. Barcelona, Gedisa, [Tomo I, 1994 ; Tomo II, 1994].)

FAUGERAS, Patrick y GENTIS, Roger; *Un psychiatre dans son siècle*, Toulouse, Éditions Érès, 2005.

FAUGERAS, Patrick; *L'ombre portée de François Tosquelles*, Toulouse, Éditions Érès, 2007.

FOUCAULT, Michele; *Histoire de la folie à l'âge classique*, París, Gallimard, 1972. (Trad. cast.: *Historia de la locura en la época clásica*, México, Fondo de Cultura Económica, 1979.)

—*Le pouvoir psychiatrique*, Paris, Editions du Seuil, 2003. (Trad. cast.: *El poder psiquiátrico*, Madrid, Akal, 2005.)

FREUD, Sigmund; *Inhibition, symptôme et angoisse*, París, PUF (1926) 1978. (Trad. cast.: «Presentación autobiográfica, Inhibición, síntoma y angustia, ¿Pueden los legos ejercer el análisis?, y otras obras (1925-1926)», *Obras Completas*, [vol. XX], Buenos Aires, Amorrortu, 1980.)

—*La technique psychanalytique*, París, PUF, 1972. (Trad. cast.: «Trabajos sobre técnica psicoanalítica y otras obras», *Obras Completas*, [vol. XII], Buenos Aires, Amorrortu, 1978.)

—*Malaise dans la culture*, París, PUF, (1929) 1995. (Trad. cast.: «El porvenir de una ilusión, El malestar en la cultura, y otras obras (1927-1931)», *Obras Completas*, [vol. XXI], Buenos Aires, Amorrortu, 1979.)

—*Névrose, psychose et perversion*, París, PUF, 1973. (Trad. cast. : «El

Yo y el Ello, y otras obras (1923-1925)», *Obras Completas*, [vol. XIX], Buenos Aires, Amorrortu, 1978.)

GARCÍA LORCA, Federico; «Conferencias, Teoría y juego del duende», *Obras completas* (Tomo I), Madrid, Ed. Aguilar, 1980.

GENTIS, Roger; *Les murs de l'asile*, París, Petite collection Maspero, 1988.

GUATTARI, Félix; *Psychanalyse et transversalité*, París, La Découverte, 1970. (Trad. cast.: *Psicoanálisis y transversalidad*, México, Siglo XXI, 1976.)

HOCHMANN, Jacques; *Pour une psychiatrie communautaire*, París, Éditions du Seuil, 1971. (Trad. cast. : *Hacia una psiquiatría comunitaria*, Amorrortu, Buenos Aires, 1971.)

LABOURET, Olivier; *La dérive idéologique de la psychiatrie*, Toulouse, Éditions Érès, 2008.

LACAN, Jacques; *Écrits*, Paris, Éditions du Seuil, 1966. (Trad. cast. : *Escritos*, México, Siglo XXI, 1984.)

—«L'angoisse», *Libro X*, París, Éditions du Seuil, 2004. (Trad. cast.: «La angustia», *El Seminario*. (Libro X), Buenos Aires, Paidós, 2006)

—«La formation de l'inconscient», *Libro V*, París, Éditions du Seuil, 1998. (Trad. cast.: «Las formaciones del inconsciente», *El Seminario*, (Libro V), Buenos Aires, Paidós, 1999.)

—«Le sinthome», *Libro XXIII*, París, Éditions du Seuil, 2004. (Trad. cast.: «El síntoma», *El Seminario*. (Libro XXIII), Buenos Aires, Paidós, 2006.)

—«Le transerf», *Libro VIII*, París, Éditions du Seuil, 1991. (Trad. cast.: «La transferencia», *El Seminario*, (Libro VIII), Buenos Aires, Paidós, 2000.)

—«Les psychoses», *Libro III*, París, Éditions du Seuil, 1981. (Trad. cast.: «Las psicosis», *El Seminario*, (Libro III), Barcelona, Paidós, 1984.)

—«Les quatre concepts fondamentaux de la psychanalyse», *Libro XI*, París, Éditions du Seuil, 1973. (Trad. cast.: «Los cuatro conceptos fundamentales del psicoanálisis», *El Seminario*, (Libro XI), Buenos Aires, Paidós, 1987.)

—«Petit discours aux psychiatres», Cercle psychiatrique H. Ey, Sainte Anne, 1967.

MANNONI, Maud; *Symptôme et savoir*, París, Éditions du Seuil, 1983. (Trad. cast.: *Síntoma y saber*, Barcelona, Gedisa, 1992.)

Michaux, Ginette; *La notion d'institution dans ses rapports avec la théorie moderne des groupes*, París, Université de Paris, 1958.

Mornet, Joseph; *Psychothérapie institutionnelle. Histoire et actualité*, Nîmes, Éditions Champ Social, 2007.

Oury, Jean; *Création et schizophrénie*, París, Éditions Galilée, 1989. (Trad. cast.: *Creación y esquizofrenia*, México, C&F ediciones, 2011.)

—*Il, donc*, París, Union générale d'éditions, 1978.

—*L'aliénation*, París, Éditions Galilée, 1992.

—*Le Collectif*, París, Éditions du Scarabée, 1986,

—*Psychiatrie et psychothérapie institutionnelle*, París, Payot, 1976.

Pankow, Gisela; *L'homme et sa psychose*, Paris, Aubier-Montaigne, 1969. (Trad. cast.: *El hombre y su psicosis*, Buenos Aires, Amorrortu, 1974.)

Platon; *Le Banquet, Phèdre*, París, Flammarion, 1964. (Trad. cast.: *Los diálogos eróticos: El Banquete. Fedro,* Madrid, Tecnos, 2013.)

Polack, Jean-Claude; *Épreuves de la folie*, Toulouse, Éditions Érès, 2006.

Poncin, Claude; «Essais d'analyse structurale appliquée à la psychothérapie institutionnelle», Tesis de doctorado en medicina, 1962.

Postel, Jacques et Quetel, Claude; *Nouvelle histoire de la psychiatrie*, Paris, Dunod, 2004. (Trad. cast.: *Nueva historia de la psiquiatría*, México, Fondo de Cultura Económica, 2000.)

Rappart, Philippe; *La folie et l'état*, París, Privat, 1981.

Resnik, Salomon, *Personne et psychose*, París, Payot, 2000. (Trad. cast.: *Persona y psicosis*, Buenos Aires, Paidós, 1982).

Rouleau, Danielle; *Schizophrénie et langage*, Toulouse, Éditions Érès, 2004.

Torrubia, Horace; *La psychothérapie institutionnelle par gros temps*, París, Champ Social Éditions, 2002.

Tosquelles, François; *Éducation et psychothérapie institutionnelle*, Nîmes, Éditions Champ Social, 2006.

—*L'enseignement de la folie*, Privat, 1992 (Trad. cast.: *Las enseñanzas de la locura*, Madrid, Alianza, 2001)

—*Le travail thérapeutique à l'hôpital psychiatrique*, París, Éditions du Scarabée, 1967.

—*Structure et rééducation thérapeutique*, Éditions Universitaires, 1967.

VON BUELTZINGSLOEWEN, Isabel; *L'hécatombe des fous*, París, Aubier-Flammarion, 2007.

ZENONI, Alfredo; *L'autre practique clinique*, Toulouse, Éditions Érès, 2009.

Otros títulos en esta colección

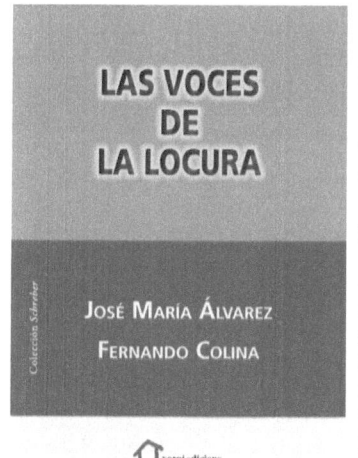

LAS VOCES DE LA LOCURA

José María Álvarez
Fernando Colina

Colección Schreber

Xoroi edicions

Este libro habla por sí mismo de un largo trabajo, de intereses compartidos y de dos estilos diferentes. Después de casi tres décadas de colaboración, llama la atención que sigamos dando vueltas a las mismas cuestiones sobre la condición humana y la psicopatología. Una de ellas, las relaciones del lenguaje y la locura, da pie a esta obra.

Han pasado unos cuantos años desde las primeras publicaciones sobre el automatismo mental, las voces y la xenopatía: el polo esquizofrénico de la psicosis. El inicial interés por las relaciones del lenguaje y la locura se ha desplazado, de forma paulatina, hacia los vínculos entre la psicopatología y la historia de la subjetividad, y de allí, a la constitución xenopática del sujeto, esto es, al lenguaje como morada en la que habitamos e ingrediente que nos constituye.

Lejos de darnos por satisfechos, nos pareció que avanzábamos un paso más en nuestro plan cuando añadíamos al análisis psicopatológico de las alucinaciones verbales o voces la perspectiva de la historia de la subjetividad. El caso es que concluimos, de forma provisional, que las voces propiamente psicóticas constituyen una manifestación exclusiva de la Modernidad, incluso que resulta difícil concebirlas en otro tipo de subjetividades anteriores. A sabiendas de que no se trataba más que de una hermosa especulación, nos empeñamos en dotarla de argumentos clínicos e históricos. Con la introducción de la perspectiva histórica nos desmarcamos decididamente del modelo biomédico, hegemónico en la actualidad. Esta obra, con propuestas quizás atrevidas, amplía la visión antinaturalista de las enfermedades mentales con la que estamos comprometidos. Con ello, a los enfoques de otros tiempos sobre la función del delirio, los polos de la psicosis, la condición melancólica del ser, la articulación de lo continuo y lo discontinuo, de lo uno y lo múltiple, por mencionar algunos de ellos, añadimos ahora el encuadre de la historia de la subjetividad.

Un largo camino cuyo punto de partida es la psicología patológica y se dirige a la general, que transita, por un lado, de lo discontinuo a lo continuo, y por otro, de lo múltiple a lo uno. Y vuelta a empezar, siguiendo un incesante flujo dialéctico. De los últimos movimientos de ese tránsito dejamos aquí constancia.

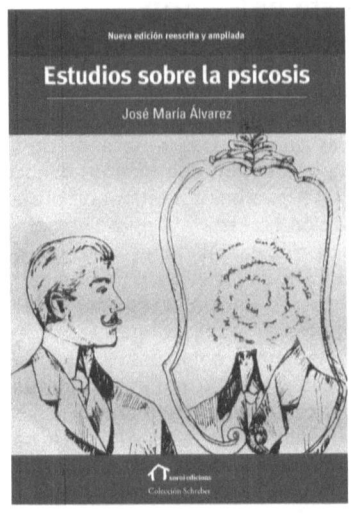

Estudios sobre la psicosis

José María Álvarez

Trece estudios componen este libro. En todos se analiza la psicopatología de la psicosis, en especial los fenómenos elementales, el delirio y la alucinación. Aunando la tradición filosófica, los clásicos de la psiquiatría y el psicoanálisis, el autor analiza las experiencias del psicótico, punto de partida de su investigación. A medida que éstas se exploran siguiendo el testimonio directo del psicótico, se va perfilando una lógica interna que proporciona una explicación cabal sobre el nacimiento a la locura, las distintas posiciones que el sujeto puede adoptar en ella y las estrategias de las que dispone para reconducir su verdadero drama, tan inefable como solitario. De esta manera, partiendo de la psicología patológica se consiguen configurar las bases que convienen al trato y al diálogo con el alienado. Al desarrollar esta modalidad de análisis se aspira a articular la psicopatología y la terapéutica, las dos dimensiones de la clínica en su estado más puro. A diferencia de las dos ediciones anteriores, esta obra se amplía con tres nuevos estudios que le aportan unidad y visión de conjunto. En ellos se analizan sobre todo las formas normalizadas o discretas de la locura y se precisan las experiencias genuinas que la caracterizan y definen.

Los artículos que integran este libro son el ejemplo cabal de una psiquiatría distinta. En medio de la vorágine positivista, cuando el sentido de la clínica ha perdido su vocación por la escucha y las preguntas, surge de pronto el discurso de José María Álvarez para resucitar la tradición y actualizar los enigmas.

Fernando Colina

...un ensayo hecho con entusiasmo y con rigor conceptual, en donde, a partir de la teoría freudiana y de la enseñanza de Lacan, trata José María Álvarez de acercarnos al enigma de la psicosis...

José R. Eiras